DES
FRACTURES COMPLIQUÉES
DE LA CUISSE
PAR ARMES DE GUERRE

Par Arthur W. DE ROALDÈS,

DOCTEUR EN MÉDECINE DE LA FACULTÉ DE PARIS

Ancien interne de la Charité (Nouvelle-Orléans),
Ancien chirurgien de la VIᵐᵉ ambulance Internationale,
Ex-chirurgien en chef de l'Ambulance de Chaville.

PARIS

ADRIEN DELAHAYE, LIBRAIRE-ÉDITEUR

PLACE DE L'ÉCOLE-DE-MÉDECINE

1871

DES

FRACTURES COMPLIQUÉES

DE LA CUISSE

PAR ARMES DE GUERRE

Par Arthur W. DE ROALDÈS,

DOCTEUR EN MÉDECINE DE LA FACULTÉ DE PARIS

Ancien interne de la Charité (Nouvelle-Orléans),
Ancien chirurgien de la VIme ambulance Internationale,
Ex-chirurgien en chef de l'Ambulance de Chaville.

PARIS

ADRIEN DELAHAYE, LIBRAIRE-ÉDITEUR

PLACE DE L'ÉCOLE-DE-MÉDECINE

1871

AVANT-PROPOS

Je m'étais proposé, plusieurs mois avant la guerre, de présenter comme thèse, un travail sur la galvano-caustique thermique, étudiée au point de vue de ses rapports avec les autres procédés de médecine opératoire. J'aurais comparé entre eux l'instrument tranchant, les différentes méthodes d'écrasement, et le galvano-cautère ; de cette étude comparative, je devais faire ressortir les avantages et les inconvénients de ces différents procédés, ainsi que les indications de l'emploi de chacun d'eux. Je me proposais de terminer ce travail par une série d'observations dans lesquelles le galvano-cautère m'avait paru offrir les plus grands avantages.

J'avais compté sur les six derniers mois de l'année 1870 pour réunir les matériaux nécessaires, lorsque cette guerre à jamais détestable, est venue m'interrompre dans le cours de mon étude.

Je prie donc mon savant président, qui avait eu la bonté de me guider dans mes recherches, et qui m'avait même fourni des éléments précieux, de m'excuser, si, pressé par les circonstances, j'abandonne la voie tracée, pour présenter les résultats des faits cliniques dont j'ai été témoin pendant la campagne, ou de ceux qui m'ont été transmis.

Je m'estimerai très-heureux et j'aurai atteint le but que je me propose, si je puis concourir par la relation partielle des faits, qu'il m'a été donné d'observer, à porter le jour dans une des questions les plus difficiles de la chirurgie de guerre.

Dans l'immense majorité des cas, en dehors des plaies intéressant les trois grandes cavités : le crâne, le thorax et l'abdomen, qui succombent en très-grand nombre immédiatemant ou au bout de quelques heures, la gravité d'une blessure est liée à la lésion du squelette. Si le traitement est facile dans le cas d'une plaie simple par arme à feu, il n'en est plus de même, quand il y a fracture d'un ou de plusieurs os. C'est le côté véritablement difficile de la chirurgie d'armée.

Le volume du fémur, sa longueur, ses puissantes attaches musculaires, l'importance de ses vaisseaux et de ses cordons nerveux, la résistance de son tissu compacte, la profondeur à laquelle il est situé, en font certainement l'os dont la lésion est la plus dangereuse. Aussi on peut dire que les fractures de cuisse sont, quant à la gravité de la blessure, la plus haute expression des fractures compliquées par armes à feu.

1° Dans ces cas doit-on conserver le membre fracturé, doit-on le sacrifier en totalité (amputation) ou en partie (résection) ?

2° L'amputation étant déclarée nécessaire par la gravité des lésions, doit-on opérer immédiatement, attendre l'établissement de la période inflammatoire, ou n'agir qu'après l'extinction des accidents secondaires ?

3° La conservation du membre étant, au contraire, arrêtée, quelle conduite faut-il tenir, quel plan de traitement faut-il adopter ?

4° Telles sont les différentes questions que nous allons tâcher de résoudre, en nous appuyant toujours sur les faits cliniques dont nous avons été témoins pendant la campagne. Nous terminerons cette étude par les différentes observations que nous avons recueillies, et qui nous permettront de tirer quelques conclusions pratiques pour le traitement des fractures de cuisse par armes à feu,

DES
FRACTURES COMPLIQUÉES
DE LA CUISSE
PAR ARMES DE GUERRE

> Le traitement des fractures compliquées est une
> des questions les plus difficiles de toute la chi-
> rurgie; on ne peut jamais dire qu'on en a épuisé
> l'étude.
>
> (Billroth. *Pathologie chirurgicale générale*, p. 251).

CHAPITRE I.

DANS LES CAS DE FRACTURE DE CUISSE PAR ARMES A FEU, DOIT-ON
CONSERVER LE MEMBRE, DOIT-ON LE SACRIFIER EN TOTALITÉ (AMPU-
TATION) OU EN PARTIE (RÉSECTION).

En consultant les annales chirurgicales du siècle dernier, nou-
voyons tous les chirurgiens se préoccuper sérieusement de la solus
tion de ce problème complexe. L'Académie royale de chirurgie,
pour donner plus de poids à ces recherches, fit de cette question
le sujet d'un de ses prix. C'est alors que nous voyons porter les
premiers coups à cette nécessité d'amputation qui, dans le cas
de fractures compliquées par armes à feu, avait été jusqu'alors
un article de foi.

Faure, dans son mémoire sur les amputations pour le prix de
1856, couronné par l'Académie de chirurgie, en préconisant les
amputations retardées, fut un des premiers défenseurs de la chirurgie conservatrice. Car, comme l'a fort judicieusement fait remar..

quer M. Sédillot (*Achives de médecine*), il ne faut pas croire que Faure renvoyât systématiquement à un temps plus éloigné les amputations indispensables. Nullement, l'expression dont il s'est servi, susceptible de fausses interprétations, a seule pu accréditer une pareille erreur.

« Quand le sacrifice du membre était reconnu nécessaire, dit M. Sédillot, Faure comme tous les chirurgiens anciens et modernes, les exécutait sans retard. Mais s'il y avait doute, il les différait, et pour lui une amputation retardée ne signifiait autre chose qu'une expectation motivée sur l'incertitude des indications et des résultats définitifs de la blessure. Cette expectation permettait, disait-il, de sauver un plus grand nombre de malades et de conserver fréquemment des membres que l'on aurait pu croire, au premier abord, trop gravement lésés pour laisser aucun espoir de guérison. » — (Sédillot, *Archives de médecine*, page 64, 1er vol. 1871.) Il voulait donc que l'on temporisât, prétendant que la nature conserve beaucoup de membres que l'art aurait jugés devoir être sacrifiés.

La doctrine des amputations retardées ne différait pas, comme on le voit, de celle de la conservation. Boucher, son compétiteur, qui avait eu sur lui le mérite de faire remarquer les immenses avantages des amputations immédiates, dans les cas où la gravité des lésions exigeait l'opération, admettait cependant comme lui l'expectation ou la conservation des membres dont le sacrifice ne paraissait pas indispensable. Pour n'en donner qu'une preuve, qu'il me suffise de citer le titre de son mémoire :

« Observations sur les plaies d'armes à feu compliquées de fractures aux extrémités des os ou au voisinage des articulations : première partie où l'on se propose de prouver que l'on abuse souvent de l'amputation en pareil cas »(mémoire de l'Académie royale de chirurgie t. II, p. 287. Paris 1753). Dans un passage, il dit : « Il nous est permis de croire que la considération des inconvénients qui peuvent résulter du retardement de l'amputation dans les cas douteux, n'a pas assez de poids pour l'emporter sur la confiance que doit inspirer la nature, sagement secondée par l'art, dans beaucoup de cas » (loc. cit., p. 307).

Peu de temps après, Bilguer, chirurgien du roi de Prusse (*De morborum amputatione rarissime administranda et quasi abroganda* 1761) invoquant les résultats désastreux consécutifs aux amputations pratiquées pendant la guerre de Sept Ans, demanda si les amputations ne devaient pas être en quelque sorte abandonnées. Ravaton dit à propos de la conservation : « J'ai épuisé bien des fois les ressources de l'art sans succès ; extraction d'esquilles, incisions, etc. Rien n'a pu garantir les blessés d'une mort inévitable. » Percy, après avoir énuméré les dangers de la conservation, finit dans ses conclusions par rejeter l'amputation, et donner la préférence aux grandes incisions et aux extractions d'esquilles mobiles, quelque grand que soit le désordre qu'une balle ait produit dans la cuisse, et malgré la fracture du fémur en éclats. Larrey veut que l'on ampute immédiatement, toutes les fois qu'un coup d'artillerie a désorganisé profondément les parties molles, ainsi que dans les fractures compliquées de section de l'artère principale. Mais il propose plus loin de conserver le membre lorsque le fémur a été fracturé par une balle dans son tiers inférieur. Guthrie, pendant la guerre de la Péninsule, et après la bataille de Toulouse, fit de nombreuses expériences sur la valeur comparative de l'amputation et de la conservation dans le cas de fractures du fémur. Les essais ne furent pas en faveur de la chirurgie conservatrice. S. Cooper professait les mêmes idées que lui sur ce point litigieux de la chirurgie militaire. Consultons Baudens, il est encore plus explicite que ceux qui l'ont précédé : « Toute facture du fémur par arme à feu exige l'amputation immédiate. »

Dans la pratique générale des armées, les lésions de la cuisse, intéressant le squelette, et constituant des cas douteux, étaient sauf de rares exceptions, traitées par l'ablation du membre.

En somme, on avait donc presque complétement rompu avec les traditions qui avaient été acceptées au siècle dernier par l'Académie royale de chirurgie. Ce n'est que bon nombre d'années plus tard que deux chirurgiens des plus autorisés vinrent à la tribune de l'Académie de médecine ébranler la confiance des chirurgiens au sujet de la valeur des amputations. « Si j'avais la cuisse cassée par un coup de feu, dit Malgaigne, je ne me laisserais pas amputer. » Plus je vieillis, dit Velpeau, et moins j'ampute. »(*Bulletin de l'Académie de médecine*, t, XIII, 1848). Ces déclarations avaient évidemment un caractère trop absolu, mais il est très-probable que ces éminents chirurgiens avaient pour but de réagir contre la trop grande tendance de la chirurgie militaire à ampuputer dans les cas douteux.

A partir de ce moment, l'impulsion vers la chirurgie conservatrice reprit le dessus, et ces traditions inconsidérément rompues du siècle dernier furent rétablies. Decaisne, dans un mémoire lu devant l'Académie royale de médecine de Belgique; Alquié, (*Chirurgie conservatrice et moyens de restreindre l'utilité des amputations*, Montpellier, 1850); Seutin et Crocq. (*Bulletin de l'Académie royale de médecine de Belgique*, 1860), prescrivaient les amputations dans un très-grand nombre des cas de fracture par armes de guerre.

Dans ses recherches sur la chirurgie militaire (in *Archives générales de médecine*, tome XIII, 5ᵉ série, 1859), Legouest compare les résultats donnés par les fractures du fémur par coups de feu, traitées sans amputation ou par l'amputation pendant la guerre de Crimée.

Il est arrivé à conclure que les blessés traités pour fracture de cuisse par la conservation du membre, ont guéri dans une proportion cinq fois plus grande que ceux qui ont été traités par l'amputation pour une fracture du fémur ou pour une lésion quelconque du membre inférieur. Ces résultats chirurgicaux de la guerre d'Orient sont dignes de fixer l'attention des chirurgiens et doivent engager à de nouvelles recherches.

Si nous consultons le livre de M. Chenu nous trouvons que sur 1664 amputations, 123 cas seulement ont été couronnés de succès, 1541 amputés étant morts.

Sur 337 cas de fractures du fémur traitées par la conservation, 117 blessés ont guéri; le chiffre des morts est monté à 220. Pendant la campagne d'Italie, Demme a pu guérir 52 p. 100 des cas de fractures par armes à feu du fémur. Dans la dernière guerre du Schleswig-Holstein, Heine a obtenu 50 p. 100 de succès dans les mêmes cas. Dans ces deux dernières campagnes la conservation a donné des résultats plus favorables que l'amputation.

Je regrette de n'avoir pu trouver le rapport du chirurgien en chef des États-Unis sur cette étude comparative, je suis sûr que l'expérience des chirurgiens américains pendant les cinq années de la guerre nous eussent fourni des documents sérieux pour la solution du problème que nous recherchons.

Quoiqu'il en soit, cette dernière campagne (1870-1871) pour laquelle le relevé des blessures n'a pas encore été établi, a laissé dans l'esprit d'un grand nombre de chirurgiens l'impression que es fractures de cuisse par coup de feu, non-seulement ne nécessitent pas toujours l'amputation, mais encore peuvent donner de très-beaux résultats par la conservation. Pour notre part, nous avons vu dans les différents services de la sixième ambulance internationale dont nous faisions partie, dans les ambulances de Meung, de Jouy et autres, des faits nombreux de conservation qui nous ont confirmés dans nos idées, surtout lorsque nous comparions ces résultats à ceux donnés par l'amputation du membre.

Mais laissons parler un chirurgien plus autorisé, le savant professeur de Strasbourg, M. Sédillot, qui après avoir soigné plus de 1950 blessés pendant cette dernière campagne, va nous donner es conclusions de sa vieille expérience et de ses nombreuses

observations : « L'extrême mortalité de l'amputation de la cuisse
dans la chirurgie de guerre, les ennuis et les accidents que
causent les moyens de prothèse destinés à remplacer ce membre,
nous ont conduit à renoncer à cette opération, dans tous les cas
où la nécessité la plus évidente ne l'imposait pas. Les ablations
partielles ou totales par un boulet, un éclat d'obus, des fracas
osseux très-étendus avec division de l'artère, de la veine crurale
ou du nerf sciatique ; la gangrène, les fractures avec large ouverture du genou et fragmentation des condyles du fémur et du
tibia, sont les seules complications qui semblent empêcher absolument la conservation de la cuisse. Celle-ci offre sans doute des
périls considérables et entraîne une multitude d'accidents funestes ;
mais à supposer que l'on dût obtenir le même nombre de guérisons par l'une et l'autre de ces méthodes, la conservation
donnerait encore des résultats très-supérieurs, puisque les malades
pourraient encore se servir de leur membre, quelque difforme
qu'on le suppose beaucoup mieux que d'un cuissart. Nous ne
sommes nullement certain qu'une revue des fractures de la cuisse
donne plus d'amputés que de conservés. »

Voici les conclusions du même auteur à cet égard :

« La conservation de la cuisse fracturée par une balle donne
d'une manière générale plus de succès que l'amputation, quelle
que soit l'époque où cette dernière est pratiquée.

« La conservation de la cuisse donne généralement des guérisons
plus promptes que l'amputation.

« Dans tous les cas de doute sur la nécessité d'une amputation la conservation du membre doit en bénéficier et être adoptée. »

Après avoir exposé d'une manière générale les opinions des
grands chirurgiens sur cette grave question de pathologie chirurgicale, après avoir esquissé les phases successives qui l'ont fait si
diversement apprécier, nous allons diviser un peu plus notre tra-

vail pour tâcher par une appréciation plus restreinte de diminuer d'autant nos chances d'erreur.

En effet, lorsqu'on étudie les résultats des fractures du fémur par armes à feu, il est de la plus haute importance de préciser la hauteur exacte de la lésion pour se faire une juste idée des chances de guérison qu'a le blessé, qu'il soit traité par l'amputation ou par la conservation. Aussi diviserons-nous les fractures du fémur en trois classes : les fractures du tiers inférieur, celles du tiers moyen et celles du tiers supérieur. Comment renfermer sous une même appréciation des fractures dont le pronostic est si différent suivant la hauteur de la lésion.

Avant d'examiner les dangers et les indications des fractures de cuisse, suivant que le fémur est fracturé à tel ou tel niveau, qu'il nous soit permis de dire que quelque partisan que nous soyons de la chirurgie conservatrice, il est des cas où la conservation offre des périls considérables et entraîne une multitude d'accidents funestes. Malgré l'extrême mortalité de l'amputation de la cuisse, il est des cas où elle s'impose. On devra amputer toutes les fois que le membre aura été enlevé partiellement ou en totalité par un éclat d'obus. Des fracas osseux très-étendus avec division de l'artère, de la veine crurale ou du nerf sciatique, la gangrène, les fractures avec large ouverture de l'articulation coxo-fémorale, ou du genou, avec fragmentation des condyles du fémur ou du tibia, font de l'amputation une opération de nécessité. On ne saurait l'éviter ou la retarder dans ces cas, sans enlever aux blessés leur seule chance de guérison.

§ I. *Fracture du tiers inférieur du fémur.* — Les cas de fractures du fémur situées au niveau de son tiers inférieur sont ceux qui, dans tous les temps, ont toujours rallié le plus grand nombre de partisans conservateurs. En effet, Larrey a toujours conseillé de conserver le membre, lorsque le fémur était fracturé par une balle dans son tiers inférieur. Les fractures du fémur les moins dangereuses et les plus susceptibles de guérison, sont celles du tiers inférieur. Lorsqu'il n'y a pas communication avec l'articulation du genou, on doit toujours tenter la conservation du membre (*Guthries commentaries on Surgery*). D'après les recherches de M. Legouest, pendant la campagne d'Orient, les fractures de cette partie de la cuisse, sont celles qui ont donné les plus beaux résultats : il y a eu 42 p. 100 de guérisons.

Comme la plupart des chirurgiens, nous pensons que cette fracture, toutes choses égales d'ailleurs, est celle qui devra donner les résultats les plus satisfaisants : c'est dans des cas de ce genre, que nous avons vu la guérison s'effectuer le plus naturellement et en dehors des complications habituelles. D'où provient cette innocuité relative de la blessure? Est-ce, comme l'a dit Larrey, parce qu'en cet endroit, l'os étant plus vasculaire et moins compacte que dans sa partie moyenne et surtout que dans sa partie supérieure, il doit y avoir moins d'esquilles ; le cal doit être moins longtemps à se former? Nous serions tenté de rapporter également la guérison plus fréquente de ces fractures, au volume du membre, qui, en cet endroit est plus petit qu'au-dessus. De plus, ici, les muscles sont moins forts, moins épais, et les espaces intermusculaires moins profonds. Les pansements sont également plus faciles à faire en cet endroit, sans déranger le blessé, qui peut mieux garder l'immobilité.

Si la gravité des lésions, rendait la conservation impossible, on devrait pratiquer l'amputation sans hésiter. De toutes les amputations de la cuisse, c'est celle qui est faite à ce niveau qui donne les succès les plus nombreux. Sur 21 amputés de cuisse que Hutin a observés aux Invalides de 1847 à 1853, il y avait 10 amputés de l'extrémité inférieure du fémur, soit 47, 61 pour 100.

D'après M. Legouest, les guérisons des fractures du fémur à ce niveau, pendant la guerre de Crimée, ont été presque deux fois plus nombreuses, que celles du tiers moyen et supérieur. La complication la plus redoutable de la fracture du fémur à cette hauteur, qui nécessite le plus souvent l'amputation, c'est l'ouverture de l'articulation du genou. Voici ce que dit Larrey sur cette terrible complication : « Il faudrait employer le même moyen (amputation) si l'articulation était entamée par un projectile avec fracture du fémur aux condyles articulaires, ou qu'une balle eut traversé d'avant en arrière l'épaisseur au-dessous de la rotule, de manière à se faire jour au dehors ou à se perdre dans l'épaisseur des chairs qui forment la région poplitée. Le fémur est alors rompu en rave, au-dessus des condyles et ses éminences articulaires sont séparées l'une de l'autre par une fracture perpendiculaire qui pénètre dans l'articulation » (Clinique chirurgicale).

Quant à Guthrie, il dit qu'il ne se souvient pas d'avoir vu guérir un seul cas de fracture du fémur ou du tibia avec plaie pénétrante de l'articulation. Hennen pose comme absolu d'amputer sur le champ de bataille toute articulation ouverte (*Cyclopædia of Surgery*). Nous ne nous dissimulons nullement l'extrême gravité de ces plaies et nous sommes convaincu que très-souvent, l'amputation sera la seule ancre de salut.

Néanmoins en face des dangers de l'amputation de la cuisse, et en présence des faits cliniques dont nous avons été témoins, nous croyons devoir être moins absolus et désirerions voir la question soumise à un nouvel examen.

En effet, sur cinq cas de ce genre qu'il nous a été donné d'observer, deux ont guéri, comme on le verra au chapitre des observations, sans la moindre suppuration. Deux autres, après avoir refusé l'amputation, sont morts, emportés rapidement par l'infection pyohémique, et une infiltration purulente aiguë. Le cinquième est un cas qui nous a été montré à Mouzon, par des chirurgiens belges à l'ambulance de l'Ecole. C'était un soldat du

88° régiment de ligne, chez qui on avait largement ouvert l'articulation à la suite d'une arthrite purulente. La plaie était très-belle et la cicatrisation se faisait rapidement. Nous citons également à la fin de notre thèse une observation de M. le professeur Gosselin, suivie de guérison, sans suppuration de l'articulation.

En citant ces faits, nous n'avons nullement l'intention d'atténuer la gravité de ces lésions et de prouver qu'il ne faut pas amputer dans la majorité des cas ; nous avons voulu seulement démontrer qu'il est des exceptions, où la conservation peut donner des succès. M. Sédillot rapporte dix cas de guérisons analogues, et il ajoute : si la pénétration articulaire peut être contestée sur quelques malades, le doute n'est pas permis pour beaucoup d'autres, et l'incrédulité que nous apportions à de tels succès, a dû céder au nombre et à l'évidence des guérisons. (Du traitement des fractures des membres par armes de guerre. Sédillot, *Archives générales de médecine*, tome I", page 442-1871.)

Quant à la résection du genou ; les lésions osseuses étendues, les fissures, la rendent si souvent inapplicable, et les résultats ont été tellement fâcheux jusqu'à ce jour que nous ne saurions la conseiller. Nous devons dire cependant que nous avons eu l'occasion d'examiner pendant cette campagne, dans notre service de Chaville, un soldat chez lequel la résection du genou avait été pratiquée l'hiver dernier avec le plus grand succès. D'après les renseignements du blessé, il avait été opéré par M. Lannelongue.

Quelques jours plus tard, M. le D" Arendrup, nous fit l'honneur de nous montrer à l'ambulance baraquée de Saint-Cloud, un de ses blessés, chez lequel il avait fait la résection partielle du genou ; le malade était au quarante deuxième jour. La plaie était très-belle et paraissait être en pleine voie de guérison.

Mais ces faits sont bien exceptionnels, et achetés par des probabilités de mort si multipliées et si menaçantes !

§ II. *Fractures du tiers moyen du fémur.* — Les fractures du fémur à ce niveau, sont déjà plus graves que celles du tiers inférieur. Dans le tableau de guérison emprunté au livre de M. Chenu sur les résultats chirugicaux de la guerre d'Orient, nous voyons qu'elles ont donné 32,75 pour 100 de guérisons. Dans ces cas, nous nous croyons autorisés à admettre que la conservation est de rigueur, à moins de désordres osseux considérables ou de fractures compliquées de lésions vasculaires, lesquelles exigent l'amputation immédiate.

En dehors de ces deux cas exceptionnels, on s'expose à toute la gravité des amputations faites au tiers supérieur. Il ne faut pas oublier, en effet, qu'une fracture de cuisse au tiers moyen, nécessite forcément l'amputation au tiers supérieur. Si nous consultons les rapports de la campagne d'Orient, nous trouvons que cette opération n'a donné que 6 p. 100 de guérisons dans l'armée française, et 8, 2 p. 100 dans l'armée anglaise ; or, il y a encore loin de ce chiffre, à celui de 31, 5 p. 100 qu'a donné la conservation. Nous savons qu'on pourra objecter que les conditions hygiéniques de l'armée d'Orient étaient déplorables, et que ces mauvais résultats sont en grande partie attribuables à l'encombrement qui régnait. Voici les résultats que nous donne le Dr A. Hoff, chirurgien principal de l'armée fédérale, sur un nombre très-considérable de blessés qui sont passés entre ses mains, pendant cette longue campagne, où rien n'a été épargné pour mettre les blessés dans les meilleures conditions hygiéniques. Les amputations de cuisse ont donné une proportion de 10 pour 100 de guérisons. Pour ma part, ajoute-t-il, j'en ai pratiqué un grand nombre, et je dois avouer que je n'ai pas encore eu le plaisir de serrer la main à un seul survivant.

Quelque élevé que soit ce chiffre de 10 pour 100 de guérisons, il ne peut guère soutenir la comparaison avec celui de 31 p. 100 donné par la conservation, même dans des conditions d'encombrement. Nous croyons à propos de dire ici un mot d'une troisième méthode curative, qui a été tentée assez souvent dans les cas de fractures du fémur, et en particulier dans celles du tiers moyen de cet os. Je veux parler de la résection dans la continuité du membre. Baudens conseilla fortement, en 1845, à l'époque où il était l'auteur des travaux les plus modernes sur les plaies par armes de guerre, d'essayer dans les cas de fractures compliquées, de réséquer perpendiculairement les deux extrémités d'un os fracturé. Cette pratique fut suivie par Langenbeck, pendant la guerre du Schleswig-Holstein, qui fit de nombreuses opérations. Malgré tout le soin qu'il mit, d'opérer presque toujours par la méthode sous-cutanée, au moyen d'une longue scie, flexible et étroite, il n'obtint que des résultats très-médiocres. Les Anglais ont réservé cette opération pour les cas où ils veulent enlever l'extrémité pointue et acérée d'un fragment diaphysaire, ou réséquer les bouts nécrosés de l'os. Dans ces cas, ils détachent et conservent le périoste, qui alors est généralement épaissi. Nous rapportons plus loin deux observations prises dans notre service de Chaville : dans un cas, nous crûmes devoir réséquer les extrémités osseuses qui blessaient les parties profondes du membre. Après avoir été très-bien pendant longtemps, le malade finit par mourir d'infection purulente. L'autre cas fut opéré par notre ami le Dr Besnier, qui a été plus heureux que nous. Son malade, après avoir couru les plus grands dangers, est, d'après ce qu'on nous écrivait récemment en voie de guérison. Sur deux observations, un succès et un insuccès : tels sont nos résultats. Si nous pouvions formuler une opinion d'après ces deux cas, nous rejetterions en principe cette opération, qu'un seul cas pourrait à peine justifier, celui d'une longue extrémité osseuse blessant les parties profondes. Dans la majorité des fractures, cette résection ne servira qu'à augmenter le raccourcissement, à retarder la consolidation, et à ouvrir une porte à l'infection, par l'augmentation inévitable des surfaces traumatiques et les délabrements inhérents à l'opération. La guérison, dans ce cas, sera forcément très-retardée, et le malade est toujours exposé aux dangers, dans un milieu infecté, tant que la plaie n'est pas cicatrisée.

§ III. *Fractures du tiers supérieur.* — De toutes les fractures du fémur par armes à feu, celles de l'extrémité supérieure, sont les plus graves. En dehors du danger lié à la hauteur de la lésion, elles empruntent une grande partie de leur gravité au voisinage de l'articulation coxo-fémorale. On rencontrera ici les cas les plus variés. La fracture pourra siéger soit au-dessous du petit trochanter, soit à la hauteur du col; dans d'autres cas, la tête du fémur sera brisée, et quelquefois, on trouvera le grand trochanter fragmenté, sans qu'il y ait solution de continuité du fémur. Quoique très-graves, ces cas ne laissent pas que de donner encore des résultats assez favorables par la conservation, et nous sommes bien loin du temps où un cas de guérison de ce genre sans amputation était considéré comme une curiosité scientifique.

Sur 63 militaires atteints de fractures comminutives de fémur, par coups de feu, et observés à l'Hôtel des Invalides par Hutin, il se trouvait 18 fracturés au tiers supérieur, qui avaient guéri sans amputation. Parmi les blessés de la guerre d'Italie, Jules Roux eut l'occasion d'examiner 21 cas analogues, que la conservation avait sauvés. Sur 26 observations de fractures du fémur guéries pendant cette dernière campagne à Haguenau, Sédillot rapporte que chez 12 blessés, le siége de la fracture se trouvait au tiers supérieur. Pendant la guerre de Crimée, cette fracture a donné 31, 5 pour 100 de guérisons. Les volumineux rapports de l'histoire chirurgicale de la guerre d'Amérique nous offrent également un très-grand nombre de succès.

Le bilan des résultats donnés par l'amputation du fémur faite au tiers supérieur est trop désespérant, comme nous l'avons vu plus haut, pour soutenir la comparaison. Aussi nous n'hésitons pas à dire qu'en général, la conservation est de rigueur, dans les cas de fractures du tiers supérieur, et qu'elle donnera des résultats d'autant plus favorables, que la lésion sera moins compliquée de fracas osseux.

Nous arrivons enfin en dernier lieu aux fractures du fémur, les plus dangereuses pour le blessé et les plus perplexes pour le chirurgien. Nous voulons parler des cas où la gravité des lésions rend la conservation complétement impossible. Le fémur est fracturé dans son cinquième supérieur, les fragments sont très-nombreux, la tête est broyée, l'articulation largement ouverte. D'autres fois, la cuisse est presque complétement emportée par un éclat d'obus à sa racine même; les vaisseaux fémoraux, les troncs nerveux sont atteints. Que faire alors? La gravité de la blessure nous enlève notre meilleure arme; devons-nous assister impassible à une mort certaine, ou bien tenter les derniers moyens? C'est alors que nous devons, suivant les cas, recourir à deux opérations des plus graves qui sont très-souvent mortelles, mais qui peuvent exceptionnellement conserver la vie à un homme condamné à une mort fatale. Il est des cas, en effet, où le chirurgien doit avoir recours à la résection de la tête du fémur ou à la désarticulation coxofémorale. N'ayant jamais pratiqué ni l'une ni l'autre de ces opérations, nous ne pouvons que résumer ici les opinions généralement admises sur leur valeur et leurs indications. Nous compléterons ainsi cet aperçu général sur les fractures de cuisse, examinées à des hauteurs différentes.

Voici ce que nous dit Guthrie, au sujet d'un cas de fracture compliquée de la tête et du col du fémur traitée par la conservation :

Cet homme vécut deux mois; les souffrances terribles qu'il eut à endurer firent regretter de ne pas avoir désarticulé le membre immédiatement après la blessure. Dans ce cas, ajoute ce grand chirurgien, l'indication était d'enlever la tête et le col du fémur. Il ne fut pas vu en temps opportun par aucun des chirurgiens qui auraient pu ou qui auraient voulu pratiquer l'opération (*Commentaries on surgery*.) La résection de la hanche, à la suite de coup de feu, fut pratiquée pour la première fois par Oppenheim; M. L. Lefort a rassemblé 11 cas analogues, qui ont donné un seul succès, celui d'O'Leary. Nous savons cependant que cette opération a été pratiquée plusieurs fois pendant la guerre d'Amérique, et qu'elle a donné quelques cas de guérison. Voici les conclusions auxquelles est arrivé M. Lefort, après un examen de ces 11 cas :

« La résection de la hanche devra être faite toutes les fois que les désordres des parties molles ne seront pas trop considérables, toutes les fois que les vaisseaux et les nerfs principaux seront intacts, que la fracture n'intéressera que la partie du fémur avoisinant l'articulation. » (*Mémoires de l'Académie de médecine*, t. XXV).

Quant à la désarticulation coxo-fémorale, après avoir longuement étudié les remarquables statistiques américaines, (*Surgeon general's office*, 1867. *Circular n° 7, Report on amputations at the Hip-joint by Joseph K. Barnes.*) nous croyons pouvoir ainsi formuler les indications de cette grave opération :

1° Toutes les fois que la cuisse est presque complétement enlevée à sa racine par un gros projectile.

2° Toutes les fois qu'il y aura fracture comminutive, étendue de l'extrémité supérieure du fémur avec ouverture de l'articulation de la hanche.

3° Enfin, chaque fois que la fracture comminutive du tiers supérieur s'accompagnera d'une lésion des vaisseaux fémoraux ou du nerf sciatique.

Dans ces cas, on devra désarticuler immédiatement le membre sans la moindre hésitation.

En agissant ainsi, nous croirons avoir rempli consciencieusement notre devoir, en donnant au blessé cette dernière chance de salut.

Voici les résultats qu'a donnés cette opération pendant les quatre années de la guerre de la sécession.

Elle a été pratiquée 53 fois.

> 19 amputations primaires ont donné 3 succès.
> 19   id.   secondaires   id.   19 insuccès.
> 18   id.   tertiaires   id.   2 succès.
> 7   réamputations. 4   id.

Total. 53 désarticulations coxo-fémorales ont donné 9 succès.

CHAPITRE. II.

L'AMPUTATION AYANT ÉTÉ DÉCLARÉE NÉCESSAIRE, DOIT-ON OPÉRER IMMÉ-
DIATEMENT, ATTENDRE L'ÉTABLISSEMENT DE LA PÉRIODE INFLAMMA-
TOIRE, OU N'AGIR QU'APRÈS L'EXTINCTION DES ACCIDENTS SECON-
DAIRES ?

L'exactitude dans la dénomination des amputations, suivant le moment où elles sont pratiquées, est un des *desiderata* importants de la science ; c'est un élément capital à la détermination de l'époque où il convient d'opérer dans les cas de lésions traumatiques. » (Le-gouest, *Dictionnaire encyclopédique des sciences médicales*, art. amputation, tome III.)

Aussi il serait désirable, dans l'intérêt de la solution de cette question, que les mêmes dénominations fussent employées par tous les chirurgiens. Pour nous nous accepterons les trois périodes des amputations que Boucher a si bien caractérisées lorsqu'il a dit :
« Je distingue trois temps ou périodes dans lesquels l'amputation

peut être faite. Premièrement, le temps qui suit immédiatement le coup porté et qui précède le développement des accidents. Secondement, le temps où les accidents plus ou moins développés sont plus ou moins propres à affecter l'économie animale. Troisièmement, le temps où les grands accidents ont relâché de leur violence ou sont absolument calmés. »

L'amputation *primaire* sera donc celle qui est pratiquée immédiatement après le traumatisme, avant l'apparition des phénomènes inflammatoires. L'amputation *secondaire*, celle qui est faite pendant la période inflammatoire; et enfin l'amputation *tertiaire*, celle qui est pratiquée à une époque où la lésion est devenue pour ainsi dire locale, et se rapproche d'une affection chronique. Des chirurgiens également célèbres ont adopté à ce sujet des opinions tout à fait opposées. Boucher se montra un des premiers partisans des amputations primaires, que Faure combattit énergiquement, prétendant que les amputations retardées donnaient de bien meilleurs résultats. Plus tard, J. Hunter, dans son *Traité des plaies d'armes à feu*, se déclara résolument l'adversaire des amputations primaires.

Mais à la suite des guerres de la République et du premier Empire, les chirurgiens militaires se rangèrent de l'avis de Boucher et Percy, Larrey, Guthrie, Ribes, etc., posèrent en principe la supériorité des amputations primitives. A la suite des guerres civiles de 1830 et de 1848, pendant lesquelles les chirurgiens eurent l'occasion de faire de nombreuses amputations, l'opinion de Faure trouva des partisans d'une grande autorité. (Communications de Velpeau et de Malgaigne, *in Bulletins de l'Acad. de méd.*, 1848.)

L'expérience des dernières guerres semble avoir mis d'accord presque tous les chirurgiens de nos jours à l'égard de la supériorité des amputations primaires; et nous croyons pouvoir affirmer que la règle généralement adoptée aujourd'hui est de pratiquer immédiatement après le traumatisme toutes les amputations reconnues indispensables.

Quant à établir d'une manière absolue la valeur comparative de
l'amputation primaire, secondaire ou tertiaire, d'après les statistiques des résultats donnés par les chirurgiens depuis le commencement de ce siècle, nous pensons que c'est bien difficile. Compa-
rons en effet les statistiques des dernières guerres avec les chiffres
que nous ont laissés Larrey, Percy, Guthrie, Del Signore, Roux, etc.,
en un mot presque tous les chirurgiens de cette première moitié du
siècle. A cette époque le seul fait d'une fracture compliquée du fémur
entraînait l'amputation dans la plupart des cas. Maintenant au contraire que les idées de conservation tendent à s'introniser dans
la science chirurgicale, on rejette souvent cette opération dans les
mêmes cas, qui autrefois étaient considérés comme l'exigeant.
On s'accorde généralement à dire que la question du moment des
amputations traumatiques se réduit à une question de diagnostic,
d'indications et d'opportunité. S'il en est ainsi, pouvons-nous rechercher la solution d'un problème dans des statistiques d'observations
où le terrain des indications et de l'opportunité d'intervention n'est
plus le même ? Non, c'est impossible, c'est vouloir rechercher des
conclusions générales en additionnant des choses dissemblables.
Peut-on assimiler les amputations de cuisse pratiquées à tel ou tel
moment pour une fracture du fémur même, ou pour une lésion
de la jambe ? Les statistiques sont généralement muettes à cet
égard, et cependant le fait d'une amputation de la cuisse pour
une fracture du fémur ou pour un grave traumatisme de la jambe
vaut bien la peine d'être mentionné, car les résultats seront plus
heureux dans un cas que dans l'autre. De plus les chirurgiens sont
bien sobres sur les conditions hygiéniques dans lesquelles ils opé-
raient, et c'est un des facteurs importants de la guérison d'une
amputation de la cuisse à quelque période qu'on la fasse. Pour
trouver la solution de ce problème par la statistique il faudrait la
chercher dans des séries présentant des éléments identiques.
Dans les résultats des dernières guerres on trouve encore des

causes d'erreur, et ce n'est pas sans un grand étonnement que nous voyons M. Legouest soutenir que les amputations consécutives ou secondaires de la cuisse, réussissent mieux que les amputations primaires. Il s'appuie sur un tableau statistique de 1778, amputations primitives de la cuisse ayant donné 10,52 p. 100 de guérisons, tandis que 496 amputations secondaires ont donné 32,06 p. 100. Dans nos observations nous trouvons un seul succès sur 10 amputations primaires, soit 10 p. 100 de guérisons. Dans la série des amputations secondaires, sur une statistique de 11 cas nous obtenons 5 guérisons, soit : 45,46 p. 100. Nous croirions nous tromper si, d'après ces résultats, nous nous hâtions de conclure à la supériorité des amputations secondaires. Car il faut bien remarquer que, dans les cas d'amputations primaires, si, avec les tendances conservatrices actuelles, on a pratiqué l'opération, elle devait être exigée par la gravité des lésions, et avait par conséquent d'autant moins de chances de réussir.

Après nous être suffisamment appesantis sur la complexité du problème, et avoir montré quelques-unes des causes d'erreur des statistiques prises indistinctement, nous laisserons de côté ces débats, et en réduisant la question du moment des amputations à une question de diagnostic d'indications, et d'opportunité, nous dirons :

1° On doit amputer immédiatement, lorsque l'examen attentif d'une fracture de cuisse nous montre qu'elle doit entraîner prochainement des accidents mortels. Il n'est pas permis d'hésiter, c'est une amputation de nécessité, qui donnera très souvent des résultats désolants, mais le chirurgien aura agi consciencieusement en jetant au blessé la dernière planche de salut.

2° On doit également amputer secondairement, malgré le danger des amputations pratiquées pendant la période inflammatoire, Si l'opération primaire n'a pas été faite en temps opportun, si les accidents inflammatoires sont tellement violents que la mort est imminente, on n'est pas autorisé à hésiter, il faut tenter ce dernier moyen. Dans ces cas on aura généralement recours, si l'état des parties le permet, à l'amputation circulaire; celle-ci, en effet, nous a semblé offrir des avantages marqués sur la méthode à un ou deux lambeaux; les chances d'infection nous ont paru moins grandes en raison de la différence de superficie des plaies. Les tissus étant généralement très-tuméfiés, la manchette paraît devoir mieux s'appliquer que le lambeau. De plus, celui-ci est moins abondamment fourni de vaisseaux, et par conséquent plus susceptible de se mortifier. En améliorant les conditions hygiéniques, et surtout en isolant les blessés, les amputations secondaires offriront moins de dangers.

Enfin, le pronostic sera d'autant plus favorable, toutes choses égales d'ailleurs, que l'opération sera pratiquée dans des tissus exempts d'inflammation.

3° Quant aux amputations tertiaires, n'ayant eu l'occasion de pratiquer cette opération qu'une seule fois pendant la campagne, nous nous rangerons de l'avis de la plupart des chirurgiens actuels.

Ces amputations faites dans de bonnes conditions hygiéniques, donnent en général de très-jolis succès. La lésion, à cette époque, est devenue chronique; ce n'est plus une amputation traumatique, mais bien pathologique; or, l'on sait que les remarquables recherches statistiques de Malgaigne et de M. Trélat ont mis hors de doute les avantages de ces opérations.

CHAPITRE III.

Un traitement bien dirigé des fractures par coup de feu, est à
nos yeux d'une importance telle, qu'il doit faire tenter la conservation dans beaucoup de cas où jadis on eût amputé. (Tillaux,
Bulletin de thérapeutique, 1871).

On peut dire, sans craindre de se tromper, que les difficultés du
traitement des fractures de cuisse, sont en raison directe de leur
gravité. En effet, nous avons ici un os très-volumineux et très-
dense, qui, lorsqu'il est frappé par une balle, se fragmente en un
grand nombre d'esquilles, qu'il faut souvent aller chercher péni-
blement au fond d'épaisses couches musculaires. La situation des
trous d'entrée ou de sortie de la balle suffit pour compliquer singulièrement un cas. Supposons qu'un de ces deux orifices soit situé à la partie postérieure et supérieure de la cuisse, que de difficultés pour panser cette plaie, que de ménagements pour surveiller
la cicatrisation de cette partie du trajet qui va de l'os à l'orifice
de sortie, sans troubler l'immobilité du membre ! Quelle dépense
de soins assidus, pour obtenir une consolidation normale ! pour
éviter le raccourcissement ou la difformité du membre, dont la position est si facilement viciée par les puissantes contractions des
muscles qui s'y insèrent.

Ajoutons à cela un gonflement inflammatoire qui quelquefois
double et triple le volume du membre, et une suppuration tellement
abondante, qu'il faut renoncer quelquefois à l'usage de certains
appareils; on aura alors une très-légère idée des difficultés de traitement d'une fracture du fémur, débarrassée de toute complication.

La première chose à faire, en face d'un cas de fracture du fémur
par arme à feu, c'est de s'assurer d'abord du degré de complica-

tion, et de reconnaître la présence des esquilles ou du projectile. Celui-ci peut avoir brisé nettement l'os en deux fragments. Ce cas, bien que rare, l'est cependant moins qu'on ne le pense, et nous l'avons rencontré un certain nombre de fois pendant la campagne. Comme ici, la conduite du chirurgien doit être toute différente de celle qu'on tient dans la majorité des cas, et que les indications thérapeutiques ne sont plus les mêmes, nous laisserons de côté pour le moment l'étude de ce genre de fractures, que nous étu- dierons dans un chapitre spécial, qui suivra la série d'observations que nous en donnons.

Nous ne parlerons ici que des cas les plus ordinaires. Le fémur est brisé en éclats très-nombreux ; le trajet de la balle, du foyer au trou de sortie, est parsemé de petits fragments ; des esquilles se détachent au-dessus et au-dessous de l'endroit frappé. La pre- mière indication qui se présente, est de simplifier la blessure par l'extraction des esquilles libres et des corps étrangers. Les chi- rurgiens de tous les pays et de toutes les époques, sont d'accord pour prescrire l'enlèvement de ces esquilles mobiles, libres, flot- tantes, que Dupuytren a appelées *esquilles primitives*. Bien qu'il y ait avantage à ne pas tourmenter les plaies des fractures compli- quées, par des investigations réitérées, cependant, lorsqu'il y aura lieu de soupçonner la présence de fragments détachés, il faudra explorer soigneusement les profondeurs de la plaie. Au lieu de recourir aux stylets, aux sondes de femme, de Mayor, nous conseillons de faire usage du doigt, car, comme l'a dit A. Paré, « le sentiment du tact est plus certain que nul autre ins- trument. »

Après avoir endormi le malade, la solution de continuité sera agrandie autant qu'il sera utile pour faire une bonne exploration. Le débridement se fera à l'orifice qui permettra d'atteindre le plus facilement le foyer de la fracture. Le trou de sortie présente un certain avantage, car c'est surtout dans cette partie du trajet qu'on trouvera les fragments détachés. On se préoccupera du projectile, s'il n'est pas sorti, et des esquilles qu'on enlèvera très-soigneuse-ment avec une pince à pansements ou à polypes. Elles sont sou-vent engrenées les unes dans les autres ; quelquefois on trouvera, plantés dans le canal médullaire, un ou deux fragments, qu'on aura bien soin d'enlever, pour éviter une source d'irritation dan-gereuse.

La négligence de ce précepte entraîne le développement d'acci-dents inflammatoires, de poussées phlegmasiques, s'accompa-gnant de la formation d'un abcès ossifluent, dont l'ouverture ne se referme qu'après élimination de l'esquille. Comment, en effet, éviter des suppurations abondantes, des fistules perpétuelles, lorsque nous laissons, enclavés dans les chairs et les os, de véri-tables corps étrangers, incapables de recouvrer la vie.

Les esquilles isolées et libres doivent donc être extraites ; mais l'opinion des chirurgiens est moins arrêtée en ce qui concerne celles qui sont adhérentes, et que Dupuytren a nommées *esquilles secondaires*. Percy, Larrey, Jobert, Dupuytren, Esmarch conseil-lent de les laisser en place ; Sédillot veut même qu'on les rappro-che autant que possible de la diaphyse osseuse. D'après eux, ces esquilles peuvent conserver leurs adhérences et continuer à rece-voir une vie suffisante des vaisseaux et des nerfs ; elles seront ainsi englobées dans la masse du cal, et pourront concourir utile-ment à sa formation. Malheureusement nous croyons cette con-duite basée sur des idées plutôt spéculatives que pratiques, aux-quelles l'expérience est loin d'avoir donné raison. Nous préférons en ce point suivre les conseils de Guthrie, Roux, Baudens, Bégin et des chirurgiens militaires actuels. L'histoire chirurgicale des guerres du Schleswig-Holstein, de Crimée et d'Amérique, nous montre nos confrères étrangers suivant presque tous la même pratique. Si dans quelques rares circonstances, on a vu des es-quilles adhérentes se réunir au corps des os, la plupart du temps elles sont frappées de mort. Pour notre part, dans les nombreuses fractures que nous avons observées, nous n'avons vu qu'un cas, celui d'un Allemand, blessé à la bataille de Mouzon, chez lequel une esquille très-volumineuse s'est rattachée à l'os par ses adhérences. Nous nous disposions à l'enlever, lorsque nous vîmes les lamelles osseuses de la superficie, se cribler de petits trous rougeâtres par lesquels s'échappèrent les bourgeons charnus, qui complétèrent la réparation.

C'est un sujet d'observation journalière, dit Longmore, de voir des esquilles d'abord adhérentes, puis ensuite englobées dans la formation du cal, devenir la cause de nombreux accidents. Ces séquestres nécessitent pour leur extraction une succession d'opérations souvent très-laborieuses et même dangereuses. Au lieu d'activer la consolidation de la fracture, elles sont un véritable obstacle. Il est bien rare que ces esquilles soient placées dans l'axe même du membre; très-souvent, elles sont interposées entre les deux extrémités de l'os fracturé et s'opposent ainsi à leur contact et à leur ossification (H. B. Macleod, *Notes on surgery of the war in Crimea*, 1858). D'autres dangers peuvent résulter de la présence de ces esquilles et compromettre plus immédiatement les jours du malade. Si un fragment d'os se trouve placé au voisinage d'une artère, la pression lente qu'il exerce sur ses parois peut en déterminer l'érosion, l'ulcération, et devenir ainsi la cause d'hémorrhagies secondaires, quelquefois très-tardives. Cet accident, bien que rare, a été cependant observé plusieurs fois, et nous rapportons une observation dans laquelle il nous a fallu amputer la cuisse, à la suite de cette complication redoutable. Nous avons pu voir, les pièces en main, la blessure artérielle et l'esquille qui l'avait produite.

Tels sont les dangers terribles et gratuits auxquels la rétention des fragments osseux expose les blessés. Nous croyons avoir assez insisté, pour montrer l'importance urgente qu'il y a d'extraire en même temps, et avant l'apparition de toute réaction locale, non-seulement toutes ces esquilles isolées, flottantes que Dupuytren a si justement comparées à des morceaux de porcelaine brisée ; mais aussi ces fragments pointus, anguleux, dont les adhérences peuvent être facilement détruites. Cette indication que nous considérons comme absolue, ne doit pas toutefois être remplie avec une violence aveugle ; mais avec toute la circonspection et la lenteur que la prudence commande, sans jamais perdre de vue qu'en arrachant les fragments, nous pouvons dépouiller les os qui restent de leur périoste, et préparer ainsi leur nécrose. On devra s'aider du bistouri et des ciseaux pour détacher ces esquilles de leurs attaches.

La plaie sera lavée à grande eau, avec un irrigateur et sera débarrassée de tous les détritus qui auraient pu y pénétrer avec le projectile, ainsi que des caillots. Très-souvent, on entraînera ainsi au dehors, des morceaux de pantalon, de bourre, des grains de sable, des parcelles de plomb, ainsi qu'une poussière osseuse, qui auront échappé à une investigation même minutieuse, et qui sans cette précaution auraient été une source d'irritation continuelle.

Dans certains cas, il pourra être avantageux de passer dans le foyer, par les orifices d'entrée et de sortie du projectile, ou par une contre-ouverture établie avec tact, un tube à drainage de fort calibre, qui permettra un libre écoulement du pus, et surtout les lavages avec les liquides antiseptiques. Car, comme l'a très-bien fait remarquer M. Dubreuil (*Gazette des hôpitaux*), 4 février 1871) : « La présence dans la profondeur de la plaie d'un os fracturé, n'est pas un motif pour rejeter le drainage ; car, méthodiquement appliqué, il n'est pas de nature à gêner la formation du cal. »

L'extraction des esquilles étant faite, et les corps étrangers enlevés, il ne reste plus qu'à réduire la fracture, qui se trouve alors aussi simplifiée que possible. La première condition à remplir, une fois le réduction faite, est de fixer exactement les fragments dans une bonne position ; d'en assurer la contention par une immobilisation absolue, condition essentielle et capitale de la guérison. C'est par l'application de ce grand principe de chirurgie, aux lésions osseuses, qu'on peut arriver à des résultats quelquefois inespérés. C'est ce qui a fait dire à Billroth, que « la fixation complète est l'antiphlogistique le plus important et le plus efficace dans les cas de fractures compliquées. »

Notre intention n'étant pas de présenter ici un travail complet sur les très-nombreux appareils qui ont été employés dans les cas de fractures compliquées du fémur, nous ne parlerons donc que de ceux que nous avons vu employer, et qui nous ont paru offrir les plus grands avantages.

Inutile de m'arrêter aux appareils provisoires, formés de fanons de paille et d'attelles plus ou moins matelassées, auxquels l'urgence et la nécessité nous ont forcé souvent de recourir. Ces appareils irréguliers, appliqués sur le champ de bataille, doivent être remplacés par des moyens de contention plus parfaits.

Larrey fut un des premiers à appliquer le principe de l'immobilisation dans les cas de fractures compliquées par armes à feu. Ce grand chirurgien enveloppait tout le membre fracturé, y compris la plaie, avec des bandes et des compresses, imbibées de substances solidifiables. Il professait que l'on prévenait ainsi l'inflammation et le gonflement. Il joignait donc à l'immobilité des fragments, l'occlusion des plaies. Nous nous garderons bien de critiquer, comme on l'a fait, l'idée première de Larrey, qui, pour nous, est une preuve de son génie chirurgical et de sa grande sagacité. On voit qu'il avait deviné et compris les avantages de l'immobilité : le grand danger des plaies exposées à un air souvent vicié ; leur marche funeste, dans ce dernier cas. Ce que nous blâmons dans cette méthode au point de la rejeter, c'est la manière dont est généralisée son idée première. Nous avons un membre, susceptible d'un gonflement inflammatoire très-grand, dont les parties fortement contusionnées, fournissent très-souvent une abondante suppuration ; nous croyons qu'il est impossible de l'emprisonner, comme le faisait Larrey, sans que les plus sérieux dangers ne surgissent. Pour les éviter, il faudrait qu'on pût renfermer le membre dans une enveloppe à la fois élastique et transparente ; un véritable progrès aura été accompli, lorsqu'on aura trouvé la solution de ce problème. On ne peut cependant accuser ce grand chirurgien d'un entraînement irréfléchi ; j'aime mieux croire, que s'il a recommandé sa méthode de contention permanente et d'occlusion, il a cédé à la pression de faits évidents de guérison.

Sédillot raconte le fait suivant, en exprimant le regret de n'avoir pu connaître le nom du chirurgien qui avait eu le courage de commettre une si heureuse hardiesse.

« Un blessé avait eu le membre inférieur entouré d'un revêtement plâtré *sans fenêtre*, pour une fracture *simple* du tiers inférieur de la cuisse par *une balle* et avait été évacué dans cet état, sans accident : il était guéri, sauf un peu de faiblesse du cal à la levée de l'appareil, au bout de six semaines. » Nous croyons pouvoir expliquer ce cas tout particulier, ainsi que les faits de guérison qui ont poussé Larrey à ériger ce traitement en méthode.

Il faut remarquer en effet qu'il y a certaines fractures compliquées du fémur, assez rares, à la vérité, fractures simples, généralement produites par balle, offrant excessivement peu de gonflement et point de suppuration. Parmi nos observations, nous donnons une série de ces cas, sur lesquels nous nous étendrons. Celui que nous venons de citer, et les faits de guérison sur lesquels Larrey s'appuyait pour justifier son traitement, ont la plus grande analogie avec ceux que nous rapportons plus loin, qui, eux-mêmes, sont très-appropriés à ce mode de traitement.

Mais il y a loin de la contention et de l'occlusion permanente dans ce genre tout particulier de fractures compliquées, à la généralisation de la méthode. C'est ici, où est la grande erreur de Larrey, erreur qui lui a fait trouver peu d'imitateurs, et qui serait très-préjudiciable aux blessés.

L'emploi du plâtre, recommandé par le Dʳ Hendriksz de Grœningen (Hollande) en 1814, par Mathyssen et Van de Loo en 1832 (bandes plâtrées en flanelle demi-laine), et connu surtout depuis 1850, a dans ces derniers temps pris une très-grande extension dans le traitement des fractures compliquées.

Cette méthode est très-répandue en Allemagne, et surtout à l'école de Berlin ; quoique employée en France et en Angleterre, son usage y est moins général : l'amidon, la dextrine et le silicate de potasse tenant une large place parmi les bandages solidifiables. C'est toujours le même principe d'immobilisation préconisé par Moscati en 1751, mais surtout par Larrey, comme nous l'avons vu. Les chirurgiens contemporains ont voulu éviter les défauts justement reprochés à la méthode de ce dernier. Ainsi, nous voyons Seutin fenêtrer ses bandages, en regard des plaies, et Burgrœve, remédier, par ses coques ouatées, à la compression produite, dans le cas de gonflement du membre, par les appareils inextensibles qui l'entourent immédiatement. Tels sont les appareils en plâtre ouatés et fenêtrés (Gypseverband) dont l'usage est presque exclusif en Allemagne, dans le traitement des fractures du fémur.

Le traitement des fractures compliquées par les appareils plâtrés est le meilleur, dit Billroth, « l'essentiel est de mettre immédiatement les fractures, même les plus compliquées dans l'appareil, dans le cas où l'on s'est décidé à ne pas amputer. » (Pathologie chirurgicale générale).

Pour nous, laissant de côté les reproches généraux qui ont été adressés à ces appareils, nous pensons que dans les cas de fracture par coup de feu, et en campagne, ils ne sauraient être mis en usage d'une manière générale sans danger.

« L'inamovibilité, disent Sédillot et Legouest, appliquée au trai-
« tement de toutes les fractures simples ou compliquées, expose
« aux complications les plus déplorables, et a été la cause d'une
« foule de gangrènes, d'amputations, et de terminaisons funestes.»
(Traité de médecine opératoire, p. 76).

Nous ne pouvons nous empêcher de trouver de sérieux inconvénients aux appareils plâtrés, fenêtrés, appliqués immédiatement
sur une fracture compliquée par arme à feu. En effet, comment
éviter des accidents graves et quelquefois mortels qui peuvent résulter de l'application de ce bandage inamovible sur une partie
disposée à devenir le siége d'un gonflement subit ? Je sais bien que
la couche ouatée, a été interposée dans le but de parer à cet inconvénient, par son élasticité. Mais, pour que la question fût réel-
lement vidée, il faudrait savoir d'avance le degré de gonflement
qui surviendra dans le membre; or, cette quantité est intimement
liée au degré de réaction inflammatoire qui varie essentiellement
d'un individu à un autre. Une autre circonstance qui rend très-
difficile l'application d'un appareil plâtré, c'est l'existence d'une
très-grande plaie, ou de plusieurs plaies. Si dans ces cas, il se dé-
clare une suppuration étendue et profonde, qui demande de nombreuses contre-ouvertures, il sera impossible d'employer cet appareil. Un autre inconvénient, c'est que la ouate et les bandes qui se
trouvent autour des fenêtres, s'imprègnent très-facilement de
pus, qui, en se décomposant, prend une odeur nauséabonde.

Si la compression est exacte sur tout le membre, la plaie n'étant
pas dans la même condition, devient saignante, boursouflée, fon-
geuse, et vient souvent faire hernie avec les parties environnantes,
à travers l'ouverture. Enfin, le bandage en séchant subit du retrait,
et étrangle le membre, pour peu qu'on l'ait trop serré.

« Cet appareil, dit Legouest, devient alors intolérable ; c'est une
« véritable torture ; le chirurgien est obligé de l'enlever définitive-
« ment, en s'estimant trop heureux, s'il n'a que la perte de son

« temps à déplorer, et s'il n'a point à combattre des phlegmons
« diffus, des abcès, des fusées purulentes ou des grangènes. » Ce
passage nous rappelle l'histoire de cinq malheureux soldats chez
lesquels nous pûmes observer les funestes effets produits par l'appareil plâtré, appliqué immédiatement après la blessure. Environ
trois semaines après la bataille de Sedan, la section de notre ambulance établie à Rouffy, eut l'occasion d'échanger avec une ambulance prussienne voisine, les blessés allemands que nous avions
recueillis, contre un nombre égal de nos soldats. Parmi ceux-ci,
se trouvaient cinq fractures de cuisse, qui toutes, avaient été traitées par l'application immédiate d'un appareil en plâtre, fenêtré à
l'endroit des plaies. Quatre de ces malheureux, aussitôt arrivés,
accusèrent de vives douleurs ; ils avaient de plus, une forte fièvre
et de l'insomnie. Les plaies étaient saignantes, de mauvais aspect,
formant de véritables champignons qui faisaient hernie à travers
les fenêtres. Devant un pareil état, nous crûmes devoir enlever
immédiatement les appareils ; mais, ce fût plutôt dit que fait, la
compression était tellement grande, que c'était avec peine qu'on
introduisait un instrument tranchant quelconque entre le bandage
et les téguments. Enfin, après bien des difficultés, et plusieurs
heures de travail, nous parvînmes à démolir ces véritables prisons.

Dans un cas, le pus avait fusé dans le tissu cellulaire qui unit
lâchement le triceps au fémur, et arrivait presque à l'articulation
du genou. Dans un autre, il s'était formé un vaste abcès, qui avait
disséqué les muscles du côté de l'aine. Dans les deux autres cas,
on trouva des gangrènes partielles de la cuisse. Quant au dernier,
qui n'accusait aucune douleur, son appareil lui fut conservé, mais
il mourut quelques jours après, d'une hémorrhagie secondaire,
avant qu'on ait eu le temps de fendre son épaisse carapace.

Si l'appareil plâtré n'est pas exempt de dangers lorsqu'il est
appliqué avant toute réaction locale, son utilité et ses avantages
sont incontestables après la période d'inflammation ; il est d'une

solidité parfaite, ne permet pas au membre la moindre déviation et n'a pas besoin d'être renouvelé avant la fin de la cure.

Nous ne parlerons pas de la méthode amovo-inamovible de Seutin, ne l'ayant pas essayée dans les fractures compliquées par armes à feu, et n'ayant pas eu l'occasion de voir employer autour de nous ce mode de traitement; nous savons seulement que certains chirurgiens, Billroth entre autres, en ont retiré de très-bons résultats. Mais ce que nous pouvons dire, c'est que certaines objections applicables aux appareils inamovibles sont encore particulières à la méthode amovo-inamovible, et nous ne sommes pas étonnés d'entendre Sédillot et Legouest dire qu'ils n'oseraient la recommander dans les cas où la réaction inflammatoire et la tuméfaction sont probables.

Les reproches que nous venons d'adresser aux appareils inamovibles circulaires enveloppant complétement le membre, ne sont pas imputables aux appareils inamovibles partiels, que nous avons vu quelquefois employés pendant la campagne. Nous parlerons d'abord de l'appareil inamovible partiel de M. Herrgott, également fait de plâtre, que nous décrirons en détails, en raison de l'importance de ses applications. Ce bandage se compose d'une attelle postérieure plâtrée faite avec des linges souples et taillée selon les formes de la cuisse : le chef supérieur est taillé obliquement de haut en bas et de dehors en dedans ; le côté externe remonte jusqu'au niveau de la crête iliaque et le côté interne jusqu'à l'ischion ; elle est fixée supérieurement par une autre attelle circulaire, faisant office de ceinture et embrassant tout le pourtour du bassin. Les deux côtés de l'attelle sont relevés sur les faces externe et interne de la cuisse, la partie antérieure restant libre. Le chef inférieur fendu au niveau du talon, embrasse le bas de la jambe et le pied. On obtient ainsi une grande gouttière qui se solidifie pendant qu'on opère la réduction. Elle est fixée par des cravates plâtrées qui entourent circulairement la cuisse et la jambe; ces attelles supplémentaires peuvent varier en nombre, en largeur, en épaisseur; en position, elles font corps avec la gouttière. On a de cette manière sous les yeux tout le membre qui, quoique découvert, est parfaitement immobilisé; l'on peut apprécier les degrés de la compression, prévenir l'étranglement ou y remédier.

Le second de ces appareils inamovibles partiels est l'appareil dit à *attelles plâtrées* de M. Maisonneuve, que nous avons vu employer à Paris depuis longtemps et que nous avons quelquefois appliqué en campagne avec le plus grand bénéfice. Cet appareil se compose de trois ou de quatre attelles plâtrées de largeur et d'épaisseur variables, suivant la solidité qu'on veut donner au bandage; elles partent du haut de la cuisse et vont se terminer au pied, en lui faisant une espèce de semelle; elles sont reliées entre elles et renforcées par un nombre variable d'attelles circulaires isolées.

Ces deux appareils sont d'une application facile et rapide, offrent l'avantage d'une immobilisation absolue, tout en permettant l'examen et le pansement des plaies. Quoique ayant entre eux une grande analogie, chacun d'eux nous a paru répondre à certaines indications particulières. L'appareil de Herrgott devra être plus spécialement employé dans les cas de fractures de l'extrémité supérieure du fémur. Le fragment supérieur de la diaphyse fémorale étant très-élevé, est plus difficile à maintenir; de plus, les mouvements de l'articulation coxo-fémorale ajoutent à la mobilité naturelle du fragment. Dans ce cas l'attelle supérieure circulaire qui embrasse le pourtour du bassin en fixant ce dernier, s'oppose à tout déplacement. On devra surtout employer cet appareil dans les cas où les plaies d'entrée et de sortie sont situées dans le plan antérieur de la cuisse. L'appareil de M. Maisonneuve sera au contraire très-utile dans les cas de plaies multiples, situées indifféremment à la partie antérieure ou postérieure de la cuisse, car ici la position des attelles plâtrées n'a rien de fixe, elle est entièrement subordonnée à celle des plaies. C'est surtout dans les cas de fractures de l'extrémité inférieure du fémur, qu'on retirera les plus grands avantages de cet appareil. Pour notre part, nous ne saurions trop insister sur l'emploi de ces deux bandages, comme ayant une immense supériorité sur tous les autres.

Tout en préconisant les appareils précédents, nous sommes loin de repousser l'emploi de gouttières en fil de fer, qui, dans des cas donnés, peuvent offrir les plus grands avantages. Nous sommes convaincus que la gouttière de Bonnet doit être merveilleusement adaptée à certains cas de fractures du fémur dans sa partie supérieure, surtout si la suppuration est peu abondante ; mais comment faire usage de cet appareil en campagne, lorsque des gouttières en fil de fer sont regardées comme tenant trop de place.

Parlerons-nous de l'appareil de Scultet ? malgré toutes les critiques dont il a été l'objet, c'est encore un des appareils les plus usités, et qui rend les plus grands services. C'est celui que nous avons vu le plus souvent employer pendant toute la campagne. En effet, lorsque les autres font défaut, c'est le seul que nous ayons sous la main ; ses éléments se trouvent partout. Les faits montrent que cet appareil a souvent réussi : il assure bien l'immobilité, est facile à préparer et à appliquer ; il peut être serré ou relâché à volonté, et soutient bien la fracture.

Il est enfin des cas qui paraissent se soustraire à l'application de tout appareil : le gonflement de la cuisse est si grand et la suppuration est si abondante, qu'il faut y renoncer. Dans ces cas, assez rares, il suffit tout simplement de reposer le membre sur sa face externe, dans l'abduction et la rotation en dehors, le genou étant légèrement fléchi. Nous avons vu deux de ces cas, qui ont donné d'heureuses guérisons. Plus tard, lorsque le gonflement a diminué ainsi que la suppuration, on redresse le membre, on le replace peu à peu sur sa face postérieure.

Avant de terminer cet aperçu des indications et des moyens curatifs applicables aux fractures du fémur, nous devons rappeler une complication fréquente, qui peut quelquefois épuiser le malade et l'amener au tombeau : je veux parler des eschares du sacrum. La grande fréquence de cet accident s'explique tout naturellement par la longueur de temps qu'exige ordinairement la consolidation d'une fracture de cuisse. Alors, pour peu que la suppuration soit abondante, les malades s'affaiblissent facilement et maigrissent ; les points les plus comprimés perdent leur vitalité et se mortifient : de là, l'eschare. Il nous suffira d'avoir mentionné la fréquence et le danger de cette complication, pour montrer que le chirurgien doit, aux premières plaintes du blessé, examiner lui-même les parties et tâcher d'obvier à cet accident. Nous avons vu quelques cas dans lesquels le matelas d'eau eût été d'un bien grand secours, pour arracher des malheureux à la mort.

Nous croyons inutile de rappeler ici que les blessés atteints de fractures de cuisse, doivent être tonifiés par tous les moyens que nous possédons : nourriture substantielle, vins généreux, préparations de quinquina, etc.

Le phosphate de chaux pourra être donné avec bénéfice dans un bon nombre de cas, quoiqu'il soit bien rare de voir des pseudarthroses : pour notre part, nous n'en avons pas observé un seul cas, pendant toute la campagne. Cette rareté pourrait même être un sujet de recherches intéressantes.

Un dernier mot avant de clore le chapitre de thérapeutique des fractures de cuisse. Nous n'avons rien dit, jusqu'ici, du régime alimentaire et de l'hygiène générale des blessés ; et cependant, si nous avions étudié, par ordre d'importance, les circonstances favorables ou fatales au rétablissement des fracturés, c'eut été la première question que nous aurions traitée. Comment, en effet, oublier, dans le travail que nous avons entrepris, l'élément principal qui domine toute la scène de la chirurgie de guerre. Nous avons

parlé de la conduite du chirurgien immédiatement après la blessure ; nous avons recherché avec soin et discuté les différents appareils qui nous ont paru offrir des avantages incontestables pour la guérison des fractures de cuisse. Mais, que ces questions sont peu importantes auprès de l'hygiène du blessé, auprès des influences de l'alimentation et de l'aération! Quelle est la méthode qui ne donnera pas de succès entre les mains d'hommes instruits, expérimentés et attentifs? Au contraire, nous voyons l'influence médicale, c'est-à-dire la science et l'art s'affaiblir et disparaître au milieu d'une atmosphère infecte, du défaut de soins et d'aliments. « Que faire contre les gangrènes sponta-
« nées, la diphthérie, la pourriture d'hôpital, l'infection puru-
« lente, etc.? Les doctrines, les méthodes, l'expérience, dispa-
« raissent devant de pareils cataclysmes, et non-seulement les
« opérations ne réussissent pas, mais les hommes de l'art décou-
« ragés et désespérés, renoncent à les entreprendre. » (Sédillot, *Arch. gén. de médecine*, vol. I, page 51, 1871).

Nous sommes étonnés des résultats si opposés fournis par les statistiques de Larrey, de Guthrie, de Percy, de Roux, etc. Nous sommes surpris d'entendre avouer par notre président, M. Verneuil, avec une franchise toute professionnelle, que c'est à peine si l'amputation ou la conservation de la cuisse lui ont donné deux ou trois succès. Les résultats de l'hôpital Saint-Antoine, de l'ambulance du Théâtre-Français, et d'une foule d'autres établissements hospitaliers, sont tous aussi désespérants.

D'un autre côté, nous avons obtenu, en campagne, des résultats satisfaisants : nous avons vu de nos confrères, compter des séries de véritables succès. Que signifient ces chiffres? Faut-il les prendre comme une preuve du talent, du savoir, de l'expérience des chirurgiens? Ce serait profondément s'abuser. Car tout ce qu'il y avait de grands maîtres, de professeurs instruits, de vieilles expériences se trouvaient enfermés dans la grande ville, tandis qu'en province, le personnel médical, plein de dévouement et de zèle, manquait souvent de véritables chirurgiens. Non ! ces chiffres ne signifient rien autre chose, si ce n'est que les conditions hygiéniques ont été tantôt bonnes, tantôt médiocres, tantôt détestables. En campagne, qu'on me passe l'expression, nous déplacions souvent nos bases d'opérations. Un mois, nous étions à Rouffy, le mois suivant à Artenay, puis à Cravant, etc. Nos blessés étaient disséminés dans les différentes maisons de la localité. Les habitations, les villages n'avaient guère le temps de devenir infectieux. A Paris, au contraire, les hôpitaux, les barraquements même, ont été encombrés pendant six mois entiers, les murs contaminés, la nourriture insuffisante, etc.

Voilà la racine du mal ; telles sont les causes d'empoisonnement que nous devons modifier. Aussi, une des plus grandes gloires de notre époque médicale actuelle, sera d'avoir recherché ces causes cachées d'infection, et l'humanité entière devra une profonde reconnaissance à tous ces hommes instruits, qui, par leurs travaux, auront contribué à résoudre cette grande question des contages.

Alors nous trouverons le remède à côté du mal.

CHAPITRE IV.

OBSERVATIONS.

Avant de commencer ce chapitre des faits cliniques dont nous avons été témoins, nous prions nos juges de nous excuser, si nous rapportons ici un certain nombre d'observations incomplètes et quelquefois peu probantes. Ils voudront bien se rappeler que des observations complètes ont été très-difficiles à recueillir dans les ambulances de campagne en raison des conditions dans lesquelles nous avons dû observer. Nous avons été souvent forcé d'évacuer rapidement nos blessés avant leur entière guérison ; d'autres fois, il a fallu les confier en d'autres mains pour nous porter en un point où notre présence était plus utile. Aussi nous n'avons pas l'intention de donner ici des résultats statistiques, c'est un simple exposé des cas que nous avons vus, ou qui nous ont été communiqués.

A ce dernier point de vue, nous tenons à remercier particulièrement nos amis, M. le docteur E. Labbée et M. Hybord, interne à l'hôpital Necker, ainsi que plusieurs autres collègues de notre ambulance de l'extrême obligeance qu'ils ont eu de nous faire part des observations personnelles qu'ils avaient entre les mains.

I.

Fractures compliquées du fémur et plaies pénétrantes du genou guéries sans suppuration par la conservation.

Obs. I. —Mavon (Jean), 37e de ligne, 34 ans. Blessé le 8 décembre à Cravant par une balle, qui a fracturé la cuisse droite à son tiers supérieur. Pas de trou de sortie. On trouve enfin la balle au pli de l'aine. Extraction. Le blessé reste sans soins du 8 au 14. On applique, à cette dernière date, un appareil de Scultet. Le 9 janvier, il n'y a plus la moindre suppuration : les deux plaies sont cicatrisées ; le cal commence à se former. Le 16 du même mois, l'état du blessé étant très-satisfaisant, il est évacué sur Orléans, avec sa fracture consolidée. Pas de raccourcissement.

Obs. II. — Schmidtlein (Joseph), 82e régiment de ligne, 19 ans. Blessé le 8 décembre à Cravant, reçoit les premiers soins chirurgicaux, le 14 décembre.— Il a eu le fémur gauche fracturé par une balle à la hauteur du tiers supérieur. Le trou d'entrée est situé à la partie antérieure et supérieure de la cuisse, tandis que le trou de sortie est à la partie moyenne et postérieure. Trajet oblique. La fracture est maintenue par un appareil de Scultet. Le 16 janvier, l'état du blessé est toujours très-satisfaisant ; il n'y a qu'une suppuration très-peu abondante des plaies. Evacué sur Orléans, avec consolidation de la fracture.

Obs. III. — Daudon, soldat au 41e régiment de marche, 23 ans. — C'est un homme très-robuste et dont le système osseux est très-développé. Blessé le 9 décembre à Cravant, il reçoit les premiers soins chirurgicaux, le 14. Fracture du fémur droit par balle, à sa partie moyenne. On sent une ou deux esquilles. Le membre est mis dans un appareil de Scultet. Le 23 décembre, l'état général du blessé est excellent; il n'y a pas la moindre réaction inflammatoire; l'appétit est très-bon. Les trous d'entrée et de sortie de la balle fournissent quelques gouttes de pus. Le 16 janvier, le malade va toujours tres-bien; la suppuration est nulle; la consolidation évidente. Le blessé est évacué à Orléans, avec un appareil de Scultet. Point de raccourcissement, ni de déviation.

Obs. IV. — Angelvin (Pierre), soldat au 45e régiment de marche, 26 ans. — Cet homme est puissamment musclé : ses os sont également forts. Blessé le 8 octobre à Cravant, par une balle qui a fracturé la cuisse droite, à la réunion du tiers supérieur avec le tiers moyen. Resté sans aucun soin du 8 au 14 décembre, lorsqu'on le voit, le membre est dans la rotation en dehors et l'abduction la plus complète. Les ouvertures d'entrée et de sortie de la balle sont très-étroites. Il y a très-peu de contusion dans le voisinage des plaies. Le trou d'entrée est situé au côté interne de la cuisse, le trou de sortie, à la partie postérieure, un peu au-dessous du pli de la fesse. La fracture paraissait simple. Quoique au sixième jour de sa blessure, il n'y a pas la moindre réaction inflammatoire. La suppuration est légère et bornée aux orifices. Un plumasseau de charpie, imbibé d'eau phéniquée, fait tous les frais du pansement. C'est à peine si la charpie est souillée par quelques gouttelettes de pus. Le 15 janvier, le blessé est toujours dans l'état le plus satisfaisant. Le cal est très-appréciable; en prenant le membre par le talon, on le soulève tout d'une pièce. Consolidation évidente, qui permet l'application d'un appareil silicaté. Le membre est droit; il n'y a pas le moindre raccourcissement appréciable. Le blessé est évacué, presqu guéri le 16 janvier, sur Orléans. Pendant sa guérison, le blessé a toujours été dans de très bonnes conditions hygiéniques. Il avait une chambre seule pou lui, et pas d'autres blessés dans la maison.

Obs. V. — Massard (Edmond), 58e régiment de ligne, 19 ans. — C'est u jeune homme d'une constitution très-solide. Il a été blessé à Cravant le 8 dé cembre, et ce n'est que le 14, qu'il a reçu les premiers soins chirurgicaux. Séto pénétrant du genou gauche par une balle, qui a traversé transversalement l'arti lation.

Les ouvertures d'entrée et de sortie sont très-étroites, et situées sur une lign horizontale au niveau de la partie moyenne. Le 14 décembre, il n'y a pas l moindre réaction locale : l'état général est également très-satisfaisant. Panse ment simple. 23 décembre, application d'un bandage compressif au diachylon. Le membre est mis dans l'immobilisation absolue. 30 décembre, état toujours satisfaisant; le bandage compressif est supprimé pour 24 heures. 1er janvier, abcès très-superficiel du creux poplité. 4 janvier, nouvel abcès superficiel du creux poplité, l'articulation est légèrement gonflée, il y a de la chaleur et de la douleur articulaire. Pas la moindre réaction générale. Le malade a commis une imprudence la veille, il s'est levé et a traversé deux pièces pour chercher du tabac. Cataplasmes. 7 janvier, état satisfaisant. Les abcès sont vidés, il n'y a plus ni douleur, ni gonflement. On remet l'appareil compressif et immobilisateur. 15 janvier, les plaies sont entièrement cicatrisées; il n'y a pas la moindre apparence d'arthrite. Etat général et local très-satisfaisant. 16 janvier, évacué sur Orléans.

Obs. VI. — Martinet (Jean-Paul), caporal, 1re compagnie, 3e bataillon, 91e régiment de ligne, blessé le 21 mai, au matin, près du Point-du-Jour. Entré à l'ambulance de Chaville, n° 8, le même jour à 10 heures du soir.

Balle entrée en arrière à la partie inférieure de l'espace poplité, sans léser aucun des organes importants de cette région. Pas de trou de sortie; mais, en avant, à gauche du ligament rotulien, on sent sous la peau un corps dur, ayant la forme d'une balle. Une incision est faite à ce niveau, et le projectile est extrait, ainsi qu'une esquille du tibia du volume d'un dé à coudre. Il s'écoule alors un liquide épais, visqueux, blanchâtre, ayant toutes les apparences du liquide synovial. Nous cherchons en vain des traces de délabrements osseux. La balle paraît s'être creusée un canal dans le tibia, sans fragmenter cet os. Connaissant toute la gravité des cas de plaie pénétrante du genou, en ayant vu un grand nombre pendant la campagne, nous voulûmes avoir l'avis de nos collègues, MM. les docteurs Besnier et Darin; après avoir longuement examiné le cas et le peu de dégâts osseux causés par la balle, nous crûmes devoir attendre et conserver le membre. Le lendemain, il y avait un commencement d'arthrite; la jambe fut mise dans une bonne gouttière et complètement immobilisée. Pendant cinq à six jours, il y eut de la rougeur, de la douleur, un léger gonflement au niveau de l'articulation; mais peu à peu ces phénomènes inflammatoires s'apaisèrent; ils finirent même par disparaître complètement. Le membre fut néanmoins conservé dans la plus grande immobilité, jusque vers le 15 juillet, époque à laquelle le malade fut autorisé à se lever, le genou étant toutefois maintenu dans un appareil dextriné. Le 26 juin, le blessé quittait l'ambulance presque complètement guéri; l'ouverture d'entrée était cicatrisée, celle de sortie s'était convertie en un petit trou fistuleux. Les mouvements étaient rétablis; il ne subsistait qu'une légère raideur.

Obs. VII. — Prudhomme, mobile du Loiret, âgé de 23 ans, blessé le 19 janvier à Montretout. Transporté le lendemain à la Charité, salle Sainte-Vierge, n° 30. M. Gosselin constate une fracture compliquée du tiers supérieur du fémur. Les orifices sont petits et peu contus; il y a très-peu d'épanchement sanguin. Le fragment supérieur est déjeté au dehors; il y a un raccourcissement de 2 à 3 centimètres. M. Gosselin s'abstient de toute investigation du trajet, place le membre dans une gouttière, et le recouvre de cataplasmes. La marche est des plus simples. Les orifices seuls suppurent très-superficiellement. Le 15 mars, ils sont cicatrisés. On explore la position des fragments, qui sont déviés : le supérieur en dehors et l'inférieur en dedans; le cal est volumineux; le raccourcissement atteint 4 à 5 centimètres. L'épanchement du genou, qui avait eu lieu les premiers jours, diminue. Le 20 mars, la consolidation est complète, et dès le 28, le malade peut fléchir le genou aux deux tiers. Le 20 avril, il marche avec une béquille; le 12, il pose le pied par terre.

Le 23 avril, jour où il quitte l'hôpital, il marche sans béquilles en boîtant un peu; le genou ne présente plus d'épanchement, mais il y a encore un peu d'engorgement.

Obs. VIII. — Mouillon (Jean), 139e régiment de ligne, 31 ans. Blessé le 5 janvier au fort de Vanves. On constate une plaie transversale à la région rotulienne de 0m01 c. d'étendue, une éraflure assez considérable des téguments. Peu de sang s'écoule, il sort environ 30 grammes de synovie jaune et filante. Avec le doigt, on sent une fracture de la rotule, mais on ne peut pénétrer dans l'articulation. Le blessé est transporté à la salle Sainte-Vierge, n° 47. A son arrivée, le pansement par occlusion qui avait été fait au fort est en partie décollé; le membre est placé dans une gouttière avec une vessie pleine de glace sur le genou. Le lendemain, M. Gosselin ne trouve ni gonflement articulaire, ni douleur profonde. La glace étant mal supportée, il la fait remplacer par des compresses d'eau froide, et recommande de s'abstenir de toute exploration. Les jours suivants se passent sans le moindre accident, la plaie bourgeonne et suppure superficiellement. Il y a un très-léger degré d'arthrite. Au bout de quinze jours, quelques esquilles superficielles se sont détachées et un petit abcès s'est ouvert à la plaie sans accident articulaire. La plaie était presque cicatrisée, quand le 5 février, le malade est pris d'un accès de goutte qui le fait souffrir pendant deux mois. Le 25 mars, il se lève et marche avec des béquilles, la plaie est cicatrisée depuis plus d'un mois. La rotule paraît élargie; elle conserve encore quelques mouvements de latéralité, mais elle est presque soudée au fémur. Les mouvements de flexion du genou sont à peu près impossibles, mais le peu qui rest démontre qu'il n'y a pas ankylose par fusion du fémur au tibia. Le 1ᵉʳ mai, le malade sort ; il marche sans béquilles et peut fléchir de quelques degrés le genou, qui est toujours engorgé.

Voici huit exemples de blessures classées par les auteurs parmi les lésions traumatiques les plus graves ; et cependant un premier fait nous frappe tout d'abord, c'est la simplicité et la rapidité avec laquelle ces fractures ont guéri. Une fracture aussi simple qu'on la conçoive n'aurait certainement pas demandé moins de soins et donné un résultat plus heureux et plus rapide.

En consultant les auteurs qui ont écrit sur les fractures compliquées par armes à feu, et en compulsant les nombreuses observations qu'ils nous en ont données, nous avons trouvé excessivement peu de cas analogues à ceux que nous rapportons ici, et presque pas de détails sur les conditions toutes particulières qui font d'une fracture considérée généralement comme très-grave une lésion relativement peu dangereuse..

Voici les seuls documents que nous ayons pu trouver sur ce sujet.

Dans la guérison d'une fracture ouverte, nous dit Billroth, il peut arriver que la plaie cutanée, de même que l'os fracturé, guérisse sans suppuration par première intention ; il faut évidemment considérer ce cas comme le plus favorable ; avec le mode de traitement employé de nos jours, on l'observe plus fréquemment qu'autrefois, quoique les conditions de la réunion immédiate ne se rencontrent pas souvent, d'après la nature même des choses.

Il est beaucoup plus fréquent (et ceci est encore à considérer comme très-favorable) que la plaie ne suppure que jusqu'à une faible profondeur, que la suppuration ne s'étende ni entre les fragments, ni autour d'eux, et que la guérison de l'os se fasse comme dans une fracture simple sous-cutanée (Billroth, *Traité de path. chirurg. gén.*, p. 236).

Parmi les observations citées plus haut, deux sont empruntées à une clinique chirurgicale de M. le professeur Gosselin, faite cette année à l'hôpital de la Charité, et rédigée par M. Paul Berger, interne de service (*Union médicale*, n°ˢ 45 et 46, 1871. Exemples de guérison obtenue sans suppuration profonde dans quelques cas de blessures graves, par coup de feu, des extrémités inférieures).

Dans les comptes rendus de la société de chirurgie de cette année, nous trouvons également une ou deux séances, dans le courant desquelles l'attention de l'éminente Société a été attirée sur la question qui nous occupe. Cette intéressante discussion a été soulevée par M. le professeur Verneuil, qui pense que les plaies par armes à feu peuvent guérir sans suppuration ; mais c'est, dit-il, l'exception. Aussi il ajoute qu'il rejette le traitement de ces sortes de plaies par réunion immédiate, car la réunion immédiate des trous d'entrée et de sortie se ferait aux dépens de celle du trajet intermédiaire, dont la suppuration amènerait des accidents consécutifs d'étranglement plus ou moins sérieux.

M. Giraldès a eu l'occasion, dit-il, de voir récemment au Val-de-Grâce quelques exemples de cicatrisation des plaies par armes à feu, sans suppuration.

Pourquoi, remarque-t-il, certaines de ces plaies guérissent-elles si facilement, tandis qu'à côté tant d'autres suppurent longtemps ?

M. Marjolin a été témoin également de quelques cas rares de plaies par armes à feu, guéries sans suppuration, sauf toutefois une suppuration très-minime aux orifices d'entrée et de sortie du projectile.

Jusqu'ici la discussion et les remarques faites, nous semblent ne porter que sur le cas de plaie en séton de parties molles ; la question de la guérison de fractures compliquées n'était pas en jeu.

C'est alors que M. Boinet a cité un cas dans lequel le projectile avait traversé les condyles du fémur, la cicatrisation des plaies s'était faite sans supuration, sauf la production d'un peu de pus aux orifices d'entrée et de sortie de la balle ; en un mot le trajet n'a pas suppuré.

M. Giraldès n'a pas écouté sans le plus grand étonnement la communication de M. Boinet. Il admet parfaitement les résultats obtenus par son collègue dans le cas des plaies en séton à travers les parties molles ; mais pour les plaies en séton ayant traversé les os, c'est plus difficile.

Quand un projectile traverse les os, ajoute ce chirurgien distingué, il y détermine des délabrements très-grands, il y a éclatement du tissu osseux.

Quant à nous, nous pensons que les faits que nous signalons ne peuvent plus laisser le moindre doute sur la possibilité de la guérison de certaines fractures par armes à feu sans la moindre suppuration.

Nous sommes certains que les faits de ce genre, quoique rares, se rencontrent plus fréquemment qu'on ne le croit, et les chirurgiens pendant cette campagne auront eu l'occasion d'en observer un certain nombre, dont les observations, nous l'espérons, seront portées à la connaissance de la Société de chirurgie pour que la discussion, reprise alors sur des cas plus nombreux et plus detaillés, puisse éclaircir le mode de guérison de ces fractures, et surtout formuler les indications thérapeutiques qui s'y appliquent.

Nous avons été tout d'abord étonnés de la facilité et de la rapidité avec laquelle ont guéri ces fractures, la simplicité constante de leur marche, et l'absence des complications qui aggravent si généralement les fractures ordinaires du fémur par armes à feu, dont nous trouvons la description dans les livres classiques.

Nous avons été amenés tout naturellement à rechercher les causes du désaccord entre ces résultats et ceux qu'on obtient dans la majorité des cas.

Évidemment la cause principale réside dans l'oblitération très-rapide du trajet faisant communiquer, soit le foyer de la fracture, soit l'articulation avec l'air extérieur.

En effet, voici les conditions anatomiques que nous avons rencontrées dans les observations citées plus haut, et qui ont dû singulièrement favoriser cette oblitération rapide. Les orifices d'entrée et de sortie de la balle ont été presque toujours très-étroits, les plaies elles-mêmes étaient très-peu contuses, et nous n'avons jamais rencontré ces grands épanchements sanguins, qui accompagnent si fréquemment les fractures ordinaires du fémur par coup de feu ; d'après le faible degré de contusion des plaies, nous pourrions présumer que les parois du trajet étaient également peu contuses.

Une autre condition très-favorable à cette oblitération du trajet c'est sa longueur, que nous avons souvent observée. Ainsi dans la plupart de nos cas le trajet était oblique, et dans quelques-uns les orifices d'entrée et de sortie étaient très-éloignés.

Enfin, comme l'a très-bien fait remarquer G. Simon (Uber Schusswunden. Griessen, 1851) la disposition des couches musculaires de la cuisse présente une circonstance très-favorable à l'oblitération du trajet en certains points. En effet, le membre peut être frappé dans une position où certains muscles étaient en contraction : lorsque la cuisse est placée dans le repos, les diverses portions du trajet peuvent ne plus se correspondre, par le seul fait de la résolution musculaire.

Inutile d'ajouter que le trajet de ces blessures ne contenait pas de corps étrangers interposés, fragments de cartouches, d'habits, grains de sable, etc., car leur présence eût amené le trajet à suppurer.

Mais le succès de ces cas ne réside pas entièrement dans le seul fait d'oblitération du trajet. Non, il y a encore d'autres conditions qui ont une importance évidente dans leur guérison.

Je parlerai d'abord de la forme du projectile; il est à remarquer que tous les blessés qui font le sujet de nos observations ont été atteints par des balles du fusil Dreysse, balles qui ont la forme d'une olive, et arrondies par conséquent aux deux extrémités (à cet égard les projectiles prussiens se rapprochent un peu de l'ancienne balle sphérique qui faisait des blessures relativement moins graves. Ces plaies, comme le fait remarquer M. Giraldès, présentant des orifices peu déchirés, permettaient chez un individu de bonne constitution la réunion sans suppuration. Au reste, tous les chirurgiens qui ont fait la campagne ont pu faire des différences quant à la gravité de la blessure, suivant qu'elle était produite par la balle olivaire des Prussiens, le projectile cylindro-conique des chasseurs Bavarois, où celui du Chassepot. Dans ces derniers cas, les désordres, surtout ceux du squelette étaient plus considérables.

Il y a encore lieu de tenir compte de la force d'impulsion qui animait le projectile. Nous n'avons auprès des blessés pu avoir des notions exactes sur la distance approximative de l'ennemi lorsqu'ils ont été frappés. Deux d'entre eux nous ont cependant assuré qu'ils se trouvaient en réserve lorsqu'ils ont été blessés : ce renseignement prouverait qu'ils étaient assez loin et qu'ils ont été frappés par quelque balle perdue, dont la force d'impulsion était diminuée. Voici du reste une remarque de Legouest qui nous confirmerait dans notre observation :

« Les fractures nettes, dit ce chirurgien, sont quelquefois faites par des coups de feu, mais elles sont rares, et ne se produisent que lorsque le projectile a perdu une grande partie de sa force d'impulsion. »

Un autre fait qui nous a frappé chez ces blessés, c'est le gros volume du fémur, qui nous semblait au premier abord hypertrophié dans toute sa longueur; mais en examinant les autres points du squelette, on voyait immédiatement que cette augmentation de volume était physiologique, et correspondait à un développement général du système osseux.

Nous ne sommes pas loin de croire que cette solidité de l'os a eu une certaine corrélation avec la netteté de la cassure du fémur, car nous croyons avoir fait remarquer dans le courant des observations que chez tous, excepté chez le nommé Dodon, la fracture était simple, c'est-à-dire sans aucune esquille. On comprend au reste qu'un os fort et solide résiste plus facilement à un projectile qu'un os dont la friabilité est plus grande. Si sa résistance est vaincue, il se fracturera d'une manière plus régulière, plus nette s'il est fragmenté, les éclats devront être plus volumineux et plus susceptibles de se ressouder, ce fut le cas de Dodon.

Enfin, il est une dernière circonstance à considérer, c'est la constitution de l'individu. Ceci s'explique facilement : il est une grande loi de pathologie générale qui nous enseigne que la réparation organique est dans un rapport constant avec la résistance, la richesse constitutionnelle. Nous ne croyons pas nous avancer, en disant que des hommes affaiblis ou d'un tempérament débile, eussent certainement guéri moins facilement et surtout avec moins de rapidité que les blessés qui font le sujet des observations n°s III, IV, V.

Enfin quoique les deux dernières observations soient tirées d'un service hospitalier de Paris, je crois qu'il faut invoquer ici la question de milieu, en vertu de laquelle un traumatisme grave guérit dans un petit hôpital ou une ambulance de province, tandis qu'une blessure légère à première vue se complique fâcheusement dans les hôpitaux de Paris.

Pour nous résumer, nous croyons pouvoir dire qu'il y a des cas de fractures compliquées du fémur par armes à feu, qui guérissent sans suppuration par première intention, et que ces cas sont beaucoup moins rares qu'on ne l'a cru jusqu'ici.

On est autorisé à espérer ce mode de guérison chez des individus d'une bonne constitution, ayant un système osseux très-développé, et se trouvant généralement dans de bonnes conditions hygiéniques. La fracture sera généralement simple, nette sans esquilles, les orifices d'entrée et de sortie étroits, bien découpés, peu contus, le trajet de la balle oblique. La blessure aura été produite à une certaine distance par une balle olivaire ou se rapprochant de la forme sphérique, et ayant perdu une partie de sa force d'impulsion. Dans ce cas la réaction locale sera généralement nulle, et l'état général très-satisfaisant. Tels sont les signes diagnostique qui nous permettront de porter un pronostic très-favorable.

Quant aux indications thérapeutiques elles découlent du mode même de guérison de ces fractures. On doit rejeter toute exploration du trajet soit avec le doigt, soit avec des instruments, ainsi que le débridement préventif; il faut également proscrire la recherche des corps étrangers, en un mot toutes les manœuvres qui pourraient faire suppurer le trajet ou le foyer de la fracture. Enfin on devra immobiliser la fracture.

A propos d'immobilisation, c'est ici que nous rappellerons la méthode Larrey dont nous avons déjà parlé. C'est dans ces cas particuliers que l'illustre chirurgien a obtenu les succès évidents qui lui ont fait préconiser son traitement par l'immobilisation et l'occlusion permanente. Nous serions donc parfaitement disposés à revenir aux appareils d'occlusion et d'immobilisation de Larrey, avec modification quelconque de son étoupade, mais hâtons-nous de le répéter, exclusivement dans le genre de fractures que nous venons d'étudier.

II.

Fractures compliquées de la cuisse traitées par la conservation. — Guérisons.

Obs. IX. — Buffet, 1er régiment d'infanterie de marine; 23 ans, tempérament lymphatique. Blessé à Sedan le 1er septembre. Fracture compliquée de la cuisse droite par balle. Le trou d'entrée est situé à la partie antérieure de la cuisse, à cinq travers d doigts, au-dessous du pli de l'aine; le trou de sortie est placé directement à la face postérieure de la cuisse, au niveau de la partie moyenne. La suppuration est peu abondante. Appareil de Scultet. Pansement avec de la charpie imbibée d'eau alcoolisée. Lorsque le malade est évacué le 6 octobre, l'état général et local, étaient très-satisfaisants. Il y avait un commencement de cal.

OBS. X. — Gardette, sergent au 87ᵉ régiment de ligne. Blessé le 8 décembre à Cravant. Fracture compliquée de la cuisse gauche à sa partie moyenne. Esquilles très-nombreuses, qui sont extraites. 23 décembre, état local et général peu satisfaisants; le malade perd l'appétit, s'affaiblit et suppure abondamment. Le 1ᵉʳ janvier, le malade va beaucoup mieux et reprend le dessus. Le 22 janvier, il y a très-peu de suppuration; l'état général est très-bon; le cal est très-appréciable. Il est renvoyé à Orléans dans un appareil de Scultet, le fémur étant consolidé.

OBS. XI. — Fabre (César), sergent-fourrier au 51ᵉ régiment de marche; 26 ans. Blessé à Cravant le 8 décembre. Fracture compliquée du fémur gauche à sa partie moyenne. Esquilles multiples. Le trou d'entrée est situé au tiers externe et supérieur de la cuisse. La balle est restée sous la peau, à la partie interne et moyenne du membre. Le projectile est extrait le 15 décembre. Extraction d'esquilles assez volumineuses à différentes reprises. Dès le 14 décembre le membre est mis sur sa face externe dans la rotation en dehors et l'abduction : l'abondance de la suppuration ne permettant pas l'emploi d'un appareil. Injection d'eau phéniquée dans le foyer de la fracture. Aussitôt la suppuration est complétement modifiée : elle devient de bonne nature et moins abondante. Malheureusement, survient une eschare au sacrum. Cette complication influe un peu sur l'état général du malade, qui est affaibli. 22 janvier. On passe un drain dans le foyer de la fracture; le membre est mis dans un appareil de Scultet, et le malade est évacué sur Orléans.

OBS. XII. — Harismendy (Bethon), 29 ans, 76ᵉ de ligne, 7198. Blessé le 8 décembre; amené à Meung (ambulance de l'hospice le 13 décembre). Fracture de cuisse immédiatement au-dessous du grand trochanter. La balle est entrée à la partie interne de la cuisse droite à 4 centimètres et demi au dessous de l'arcade crurale, et, est sortie à la partie postérieure et un peu externe de la cuisse, à quelques centimètres plus bas. On emploie immédiatement le double plan incliné; on fait recouvrir le membre de cataplasmes. Gonflement considérable. Suppuration abondante (cataplasmes émollients; injections d'eau alcoolisée). Le malade supportant facilement l'appareil, on le lui maintient jusqu'au moment où la consolidation paraît assez avancée pour permettre la liberté du membre. C'est au commencement de mars qu'il en est débarrassé. A ce moment, la suppuration était presque nulle. La cuisse parfaitement droite; le raccourcissement ne dépassait pas 3 centimètres. Il partit un mois après pour Bordeaux.

Obs. XIII. Schwerdel (François-Xavier), 24 ans; mobile de l'Isère, 2135. Blessé le 7 décembre 1870; amené le 8 à l'ambulance du Grand-Moulin, à Meung. Fracture de la cuisse droite à la partie moyenne antéro-postérieure. Gonflement considérable; gouttière; cataplasmes; injections alcoolisées. Environ dix jours après la suppuration était abondante et le pus se faisait jour difficilement. On passe un tube à drainage à travers le foyer; on continue les cataplasmes et les lavages. Sortie de quelques petites esquilles. Au bout de quelques semaines, issue de la balle déformée, mais paraissant presque entière, et de nouvelles petites esquilles. La suppuration continue à être abondante; elle diminue bientôt et reste stationnaire. L'état général s'améliore notablement. Au moment de le quitter (milieu de mars), l'état général est excellent. Les plaies de la cuisse sont dans un bon état. La consolidation commence à s'effectuer. Il y a un raccourcissement notable. Un mois après, on le renvoie dans sa famille.

Obs. XIV. — Lacaze (Joseph), 34 ans; 56e de ligne; 5774. Blessé le 9 novembre à la bataille de Coulmiers. Arrivé à l'ambulance de Meung-sur-Loire le 10 novembre. Fracture de la cuisse gauche. La balle est entrée à 8 centimètres au-dessus des condyles, à la partie externe, et est ressortie à la partie interne et postérieure à 6 centimètres au-dessus du condyle interne. Fracture sans esquilles (il en est sorti seulement une petite, quinze jours après son entrée). Pas de gonflement du genou; douleurs modérées. Les plaies sont étroites. Appareil de Scultet, le jour même de son entrée. Un plumasseau de charpie trempé dans de l'eau alcoolisée, sur chaque plaie. La suppuration est très-peu abondante. Un mois après, appareil plâtré; deux ouvertures au niveau de chaque plaie. L'appareil plâtré est laissé en place plus de deux mois. Le 9 mars, le blessé est envoyé chez lui parfaitement guéri et pouvant marcher à l'aide de béquilles et même d'une canne. Vers le 15 décembre, on est obligé de lui faire quitter l'ambulance et de lui chercher une place dans une maison de la ville; il avait complétement perdu l'appétit; maigrissait à vue d'œil, avait de la diarrhée, des faissons irréguliers, etc. Ces phénomènes tenaient évidemment à l'absorption par les voies pulmonaires des miasmes de l'ambulance (il y avait alors un grand nombre de blessés et beaucoup succombaient à l'infection purulente). Au bout de huit à dix jours, il allait beaucoup mieux.

Obs. XV. — Mognier (Jean-Louis), 22 ans, 40ᵉ de ligne, 1908. Blessé le 9 novembre à Coulmiers. Arrivé le 10 à Meung et installé à l'ambulance de l'hospice. Fracture de la cuisse droite. La balle est entrée à la partie antérieure à 9 cent. au-dessus des condyles, et est sortie en arrière, au même niveau. La fracture semble simple. Rien au genou. Appareil de Scultet le jour même. Il est supporté parfaitement. Suppuration modérée. Six semaines après, on peut lui mettre un appareil plâtré avec deux ouvertures. Il le garde deux mois. Au bout de ce temps, il marcha d'abord avec des béquilles, puis avec une canne, et vers la fin de son séjour à Meung, on était obligé de le retenir. Il part le 6 mars. Quelques jours après son arrivée dans notre ambulance, il devint urgent de le changer de salle; il éprouvait déjà les mêmes accidents que le malade qui fait le sujet de l'observation précédente. Ces deux malades guérirent, presque sans raccourcissement. Il n'y avait pas entre les deux cuisses 1 centimètre et demi de différence. Chez le second surtout, la différence était, à l'œil nu, inappréciable.

III.

Fractures compliquées de la cuisse traitées par la conservation. Morts..

Obs. XVI. — L'héritier (Pierre), 21ᵉ régiment de ligne. Blessé le 8 décembre à Cravant. Fracture comminutive des deux os de la cuisse droite, au-dessus des condyles. Il n'y a qu'un seul trou d'entrée; la balle est restée dans le foyer de la fracture. Le 18 décembre on extrait la balle. Appareil de Scultet. Le membre est dans un état satisfaisant. Le blessé a également une fracture du maxillaire avec plaie pénétrante de la cavité buccale par éclat d'obus. Le 19 décembre, il meurt d'hémorrhagie faciale.

Obs. XVII. — Fourcain (Émile), 95ᵉ régiment de ligne, 38 ans, blessé à Cravant, le 8 décembre. Fracture du fémur au tiers supérieur; reste sans soins jusqu'au 14 décembre. Lorsqu'on le voit, la suppuration s'était déjà établie et elle était très-fétide. Le 16 décembre, toute la cuisse devient phlegmoneuse; fusées purulentes. Le 31 décembre le malade est pris d'érysipèle. Le 2 janvier, il meurt d'infection purulente.

Obs. XVIII. — Battifoulier (Antoine), 58ᵉ régiment de ligne, 34 ans. Blessé le 8 décembre, à Cravant. Fracture compliquée de la cuisse droite. Il n'y a qu'un seul trou d'entrée; le projectile n'a pas été extrait; le blessé a également un séton simple de la cuisse gauche. Le 14, il y a déjà un commencement de phlegmon de la cuisse droite. Œdème des membres inférieurs. Eschares au sacrum. Frissons le 21 décembre, meurt le soir d'infection purulente.

OBS XIX. — Boudé (Jules), 1er régiment d'artillerie. Blessé le 8 décembre à Cravant. Fracture comminutive de la cuisse droite au tiers supérieur par éclat d'obus. Plaie de la main gauche. Fractures multiples des métacarpiens. Le 21 décembre, le blessé meurt d'infection purulente.

OBS. XX — Seauve (Ferdinand), né à Sainte-Fortunade (Ardèche), 3e bataillon de chasseurs. Blessé le 8 décembre à Cavrant. Fracture compliquée et comminutive du fémur droit par un éclat d'obus. Pied gauche complétement gelé. Eschare très-large du sacrum. Le 14 décembre, lorsqu'on le voit pour la première fois, il n'est pas dans des conditions qui permettent de songer à l'amputation. Le 18 décembre, le blessé est pris de trismus, qui se généralise rapidement. Il meurt le lendemain d'asphyxie.

OBS. XXI. — Giroud (Léon), 58e régiment de ligne, 23 ans, sergent fourrier. Blessé le 8 décembre à Cravant. Fracture comminutive du fémur droit à la partie moyenne, avec une large plaie des parties molles, produite par éclat d'obus. Le 14 décembre, amputation impossible; membre très-gonflé. Le 21 décembre, vaste phlegmon avec une suppuration d'une fétidité incroyable. Diarrhée incoercible. Le blessé a du subdelirium. Le 25 décembre, mort d'infection purulente.

OBS. XXII. — Penvère (Joseph Louis), 72e régiment de ligne, 31 ans. Blessé le 8, décembre à Cravant. Fracture du fémur au tiers supérieur. Le 15 décembre, le membre est dans un état satisfaisant; la réaction inflammatoire est très-légère. Le 24, l'état devient subitement grave par la complication d'un violent érysipèle. Le 3 janvier, on reconnait un phlegmon profond de la cuisse, qui s'étend à la jambe. Le 16 janvier, le blessé va en déclinant; il est évacué à Orléans avec bien peu de chances de guérison.

OBS. XXIII. — Cornuet (Paul), 47e régiment de ligne. Blessé le 8 décembre à Cravant. Fracture compliquée du fémur gauche au tiers inférieur, avec esquilles nombreuses. Phlegmon commençant. Le 14 décembre, extraction d'esquilles. Le 22 janvier, état général mauvais, suppuration très-abondante et fétide. On peut enlever encore quelques esquilles. Eschare au sacrum. Evacué à Orléans dans un appareil de Scultet.

OBS. XXIV — Hériot (Isidore), 48e régiment de marche, 22 ans. Blessé le 8 décembre à Cravant. Fracture du fémur droit; esquilles très-nombreuses. Il n'y a qu'un seul trou d'entrée. La balle est extraite le 14 au pli de l'aine. La suppuration est abondante et fétide. Phlegmon de la cuisse. Le 16 janvier, le blessé est évacué sur Orléans; son état est stationnaire.

Obs. XXV. — Joseph, 31e régiment de ligne. Blessé le 1er septembre à Daigny, près de Sedan. Fracture compliquée de la cuisse gauche au tiers moyen. Esquilles nombreuses. Il y a un vaste foyer de suppuration infecte. Le membre est mis dans une gouttière. Le malade a encore un séton simple du bras droit, diarrhée incoercible. Le 6 octobre, le blessé était mourant.

IV.

Fractures compliquées de la cuisse traitées par la résection diaphysaire.

Obs. XXVI. — Huart (Charles), 32 ans, adj. au 193e bat. de la 6e lég. de la garde nationale, blessé le 21 mai à la porte du Point-du-Jour. Fracture compliquée du fémur droit par balle. Hauteur de la fracture : union du tiers moyen avec le tiers supérieur à 6 centimètres au-dessous du petit trochanter. La balle était entrée vers le milieu de la partie externe, et sortie à la partie interne, tout près du pli fémoro-fessier. La direction était donc oblique de dehors en dedans et de bas en haut. Le membre inférieur droit est mis dans un appareil de Scultet, après extraction d'esquilles. Les premiers jours, tout marche assez bien : l'appétit est conservé, le gonflement du membre est peu considérable; le trajet compris entre le foyer de la fracture et le trou de sortie suppure très-peu et finit par se cicatriser. Le 1er juin, le blessé se plaint d'une très-forte douleur accompagnée d'élancements, et siégeant dans le foyer même de la fracture; nous examinons la position du membre pour voir s'il n'y avait pas eu de déplacement. La position est normale. Pas de traces d'abcès. Pas d'apparence phlegmoneuse. Le lendemain 2, nous trouvons une fièvre vive (122 pulsations). Il y a eu un peu de délire pendant la nuit; il se plaint toujours au même point de la même douleur, qu'il qualifie d'intolérable. Nous introduisons alors le doigt dans le foyer de la fracture, et nous trouvons que l'extrémité inférieure et supérieure du fémur fracturé se termine chacune par une longue arête osseuse, très-pointue. L'arête inférieure, longue d'environ 3 centimètres, est fracturée incomplétement à son union avec le reste du fémur, elle est un peu renversée en avant et pénètre dans le triceps. Nous nous décidons à réséquer ces deux parties osseuses.

Le chloroforme est immédiatement administré, et avec une petite scie à chaîne, nous enlevons ces deux pointes osseuses. Il y a dès lors un vide de 3 à 4 centimètres entre les extrémités du fémur. Le lendemain, le malade va mieux; le pouls est un peu tombé; la nuit a été calme. Nous nettoyons complétement le foyer de la fracture trois fois, avec l'irrigateur, rempli d'une forte solution d'acide phénique. Jusqu'au 12 juin, le malade va très-bien; la suppuration est de très-bonne nature, le foyer et le trajet se détergent peu à peu. 13 juin, frisson intense; nous trouvons le malade pâle; les traits altérés. Il se plaint d'une douleur au genou. La quinine est administrée. 14, la suppuration a diminué, le pus est moins bien lié. Nous ouvrons un abcès à la partie externe de la cuisse. Le malade se plaint d'une douleur à la région du foie, qui est très-sensible à la pression; rien aux poumons; le soir, nouveau frisson. 15, diarrhée; la plaie a très-mauvais aspect; teinte ictérique, hémorrhagie. Pyohémie. Mort.

À l'autopsie, pas la moindre trace d'exsudat ostéogénique. Pus dans la veine cave inférieure. Rien au foie, ni au poumon, si ce n'est quelques points pleurétiques anciens. Épanchement séro-purulent dans le genou droit.

OBS. XXVII. — Cavarré (Auguste). lieutenant de marine au service de la Commune. Blessé le 21 mai au soir, près du viaduc du Point-du-Jour, est apporté à l'ambulance de Chaville, n° 14, au milieu de la nuit.

Fracture compliquée du fémur droit par balle au niveau du tiers supérieur. L'ouverture de sortie située en arrière et très-haut, au-dessus du pli fessier. Quarante-huit heures après la blessure, il y avait déjà une grande réaction inflammatoire; la cuisse était presque doublée de volume et très-douloureuse. Potion au chloral.

25 mai. On applique un appareil de Scultet, qui maintient le membre dans une meilleure position. 30 mai. La suppuration est très-abondante; on a de grandes difficultés pour panser la plaie postérieure. Grands lavages à l'eau phéniquée avec un irrigateur. Le foyer de la fracture est largement nettoyé par l'injection qui passe par le trou de sortie. 3 juin. Le Dr Besnier, assisté de M. Bréchot, résèque les extrémités des fragments osseux; une incision a été faite sur la partie externe de la cuisse. 10 juin. Le blessé a très-bien supporté l'opération. Son état paraît plus satisfaisant. M. Bréchot fait faire un matelas particulier, dont une partie s'enlève, comme un tiroir, ce qui permet au malade d'aller à la selle, sans se mouvoir. Ce moyen permet également de faire les injections plus proprement, et de panser la plaie postérieure, sans déranger le blessé. 15 juin. L'état local est assez satisfaisant, mais l'état général est moins bon; le blessé a un profond dégoût pour les viandes saignantes. L'appétit est en partie perdu; il se plaint de sueurs profuses; mouvement fébrile nocturne. 1er juillet, il y a un affaissement visible dans l'état du malade; on voit qu'il est continuellement

affaibli par une suppuration abondante. Il a considérablement maigri depuis un mois. Un peu de diarrhée. Il est évacué sur l'ambulance de Jouy.

Nous avons eu l'occasion de revoir ce blessé vers le 10 juillet ; l'état local, malgré l'abondance de la suppuration, était bon, d'après ce que me dit le chirurgien en chef, M. Bernier. Le malade est cependant bien affaibli, et l'on craint qu'il ne puisse réagir contre cetaffaissement de l'organisme. Il avait été mis dans des conditions hygiéniques les plus favorables.

Désireux de savoir ce qu'était devenu ce blessé, voici les derniers renseignements que j'ai reçus de M. Rabot-Delaunay, inspecteur de l'ambulance, en date du 17 août. Le blessé Cavarré va aussi bien que le comporte la gravité de sa blessure ; il est considéré aujourd'hui comme en voie de guérison.

Quelques jours après son arrivée à l'ambulance, on l'a placé sur un lit spécial. Un drain a été passé par les orifices d'entrée et de sortie de la blessure ; ce drain traverse un coussin et porte le pus dans un vase placé au-dessous.

Depuis le jour où ce traitement a été inauguré, le blessé a repris des forces ; l'appétit est revenu et le facies a changé complétement. Aujourd'hui, à moins de complications tout à fait imprévues, la guérison paraît assurée.

V.

Amputations secondaires de la cuisse.

Obs. XXVIII. — Dufau (Jean), 20 ans, soldat au 22e régiment de ligne. Blessé le 10 décembre à Cravant. Fracture comminutive de la jambe droite, à l'extrémité supérieure, par balle. Amputé le 16 décembre de la cuisse, immédiatement au-dessus du genou. Méthode circulaire.

Gangrène de la manchette. Les portions mortes une fois éliminées, la cicatrisation a marché avec une très-grande rapidité. Il n'y avait plus qu'une plaie de la grandeur d'une pièce de 1 franc lorsqu'il a été évacué, le 16 janvier, sur Orléans. Trois blessés dans la même maison.

Obs. XXIX. — Corbeau (Gilbert), 2e régiment d'artillerie. Blessé le 9 décembre à Cravant. Fracture des deux os de la jambe droite à sa partie moyenne, par un éclat d'obus. Esquilles multiples. Congélation des deux pieds. Diarrhée. La gravité de la lésion et l'odeur nauséabonde que répand le membre, nécessitent l'amputation de la cuisse, qui est faite le 15 décembre par la méthode circulaire. Le lendemain, sphacèle complet du moignon. Le 17 décembre le malade meurt.

Obs. XXX. — Bisgamblia (Joseph), 43ᵉ régiment de marche, 20 ans. Blessé le 9 décembre à Cravant. Fracture compliquée de la jambe droite à sa partie moyenne. Sphacèle du pied et de la jambe par congélation.

Le 16 décembre, on pratique l'amputation de la cuisse au-dessus du genou, par la méthode circulaire. Le 1ᵉʳ janvier, l'état local et général sont satisfaisant. Quelques jours après, on enlève un séquestre nummulaire. La cicatrisation complète est prochaine.

Le 22 janvier, le malade est évacué à Orléans avec son moignon presque complétement cicatrisé.

Obs. XXXI. — Couffy (Léonard), 48ᵉ régiment de marche, 21 ans. Blessé à Cravant le 10 décembre. Fracture compliqué des deux os de la jambe droite, au tiers moyen. La gravité des lésions exige l'amputation de la cuisse, faite le 16 décembre à la partie inférieure par la méthode circulaire. Le malade meurt le 15 janvier d'infection purulente.

Obs. XXXII. — Baccharis (Jean), 43ᵉ régiment de marche. Blessé à Cravant, le 9 décembre. Fracture de la jambe droite par éclat d'obus. Amputation de cuisse le 17 décembre. Le 24 du même mois, épistaxis, diarrhée, état fébrile très-marqué. Pneumonie.

Le 3 janvier, l'état du blessé est satisfaisant.

Le 14. Infection purulente. Mort.

Obs. XXXIII. — Bernard (Louis), 51ᵉ régiment de ligne, 22 ans. Blessé le 8 décembre, à Cravant. Fracture compliquée des deux os de la jambe gauche à sa partie moyenne. Fissure longitudinale du tibia. Menace de phlegmon. La cuisse est amputée le 19 décembre, immédiatement au-dessus du genou.

1ᵉʳ janvier. L'état local et général satisfaisants. Le blessé est évacué à la fin de janvier sur Orléans, complétement guéri.

Obs. XXXIV. — Telong (Aristide), 56ᵉ régiment de ligne, 21 ans. Blessé le 9 décembre, à Cravant. Fracture des deux os de la jambe droite, au tiers supérieur avec esquilles nombreuses. Amputé de la cuisse à la partie inférieure, le 16 décembre. Méthode circulaire. Le blessé a du trismus le lendemain. On administre de l'opium à hautes doses (2 grammes de teinture de thébaïque toutes les deux heures).

Le 18, le tétanos se généralise (léger opisthotonos).

Le 20, le malade meurt subitement asphyxié.

Obs. XXXV. — Raffin (François), 83e régiment de ligne, 25 ans. Blessé à Cravant, le 9 décembre. Fracture compliquée des deux os de la jambe droite, à sa partie moyenne. L'amputation de la cuisse est pratiquée le 17 décembre au-dessus du genou, par la méthode circulaire.

Le 9 janvier. L'état du blessé est très-satisfaisant; la cicatrisation du moignon est avancée. Quelques jours plus tard, il est évacué à Orléans, presque guéri.

Obs. XXXVI. — Marquis (Eugène), 11e bataillon de chasseurs à pied. Blessé à Vernon, le 8 décembre. Fracture comminutive de la jambe gauche, au tiers supérieur. Le 17, amputation de cuisse immédiatement au-dessus du genou, par la méthode circulaire. Dans la nuit, hémorrhagie secondaire de la fémorale Ligature. Mort le 18 décembre.

Obs. XXXVII. — Layet, sous-lieutenant au 51e régiment de marche, blessé à Cravant, le 9 décembre, 35 ans. Fracture comminutive de la jambe au tiers moyen. L'amputation de la cuisse est faite le 15 décembre en raison de la gravité de la lésion. Méthode circulaire.

1er janvier. État très-satisfaisant.

Le 16. Le blessé va très-bien : la cicatrisation du moignon est presque complète.

Le malade est évacué guéri sur Orléans.

Obs. XXXVIII. — Clausse (Alphonse), 45e régiment de marche, blessé le 9 décembre à Cravant. Plaie en séton, simple, au quart supérieur de la cuisse gauche. Pied complétement gelé, sphacèle s'étendant au tiers supérieur de la jambe. Développement de gaz sous la peau. Jusqu'au 15 décembre, le malade n'a reçu aucuns soins chirurgicaux.

Le 20 décembre, l'eschare commence à se détacher au niveau du mollet; le pied est momifié. L'état général n'est pas trop mauvais.

Le 2 janvier, on pratique l'amputation de cuisse par la méthode circulaire, immédiatement au-dessus du genou. Le lendemain, le pouls est à 120 et le malade a du subdelirium.

Le 8 janvier, l'état du blessé est relativement bon; le pouls est tombé; l'appétit revient, la suppuration est de bonne nature; il se plaint de sueurs profuses.

Le 16, l'état est toujours satisfaisant.

Le 24 janvier, le malade perd l'appétit et s'affaiblit. Craquements humides au sommet gauche et sueurs nocturnes profuses. Le séton de la cuisse suppure abondamment; la cicatrisation du moignon marche rapidement.

Le 29 janvier, on constate une nécrose du fémur au niveau de la section de l'os ; abcès énorme au niveau du séton.

Évacué, à cette date, sur Meung ; le blessé est très-affaibli et ne se nourrit plus. Quelques jours après, il mourait d'infection purulente.

Voici une série de 11 amputations secondaires de la cuisse, donnant cinq cas de guérison, soit 45, 46 pour 100. Ces résultats, obtenus à la suite de blessures graves, doivent être considérés comme très-favorables, surtout quand à l'Hôtel-Dieu de Paris, avec toutes les ressources qui s'y rencontrent, on sauve à peine un amputé de la cuisse sur quatre. Nous nous sommes souvent étonnés de ce succès, surtout en considérant les circonstances dans lesquelles se sont trouvés ces malheureux soldats. Blessés pour la plupart dans la journée du 9 décembre, ils sont restés jusqu'au 15 privés de tous soins chirurgicaux. Ce n'est que par le plus grand des hasards, qu'ayant appris leur délaissement, nous avons pu accourir à leur secours. Dans ces 11 cas l'amputation a été faite pour des lésions de la jambe ; ce fait nous expliquerait une partie du succès, car il est à présumer que les guérisons auraient été moins nombreuses si l'amputation avait été pratiquée pour des lésions analogues du genou ou de la cuisse. Un fait qui n'a pas été étranger dans ces résultats c'est l'isolement dans lequel a été mis chaque amputé, qui généralement a eu une chambre et souvent une maison à sa disposition. Malgré cette précaution, parmi ceux qui sont morts, trois ont succombé à la pyohémie. Une hémorrhagie de la fémorale, le tétanos et la gangrène, ont enlevé les trois autres.

VI.

Amputation tertiaire de la cuisse. Guérison.

Obs. XXXIX. — Adeline (Jules), artificier à la 3e batterie du 91e régiment, n° 4046. — Entré à l'ambulance de Chaville, n° 10, le 26 mai 1871. A été blessé à la bataille de Champigny, par une balle qui lui a fracturé les deux os de la jambe droite, à la hauteur de 16 centimètres au-dessus de l'articulation tibio-tarsienne. Le membre avait été conservé, et il y avait eu formation d'un cal assez volumineux. A l'examen du membre, nous trouvons un raccourcissement de 3 centimètres. Toutes les parties molles entourant le siége de la fracture sont indurées. A la partie externe de la jambe, on voit trois ou quatre ouvertures fistuleuses, dont les trajets conduisent sur l'os nécrosé ; il s'en écoule toujours un pus sanieux, brunâtre. Le 7 juin, à deux heures du matin, je suis réveillé par l'infirmier de garde, qui me dit que ce blessé perd tout son sang. Dans un des trajets fistuleux conduisant au point d'où s'échappe le sang, je trouve une esquille volumineuse à bords tranchants, avec des pointes acérées ; je débride immédiatement l'orifice pour l'extraire, et je parviens à arrêter l'hémorrhagie par le tamponnement et une forte compression. Le lendemain soir, nouvelle hémorrhagie, contre laquelle mon ami, M. le Dr Besnier, est obligé d'appliquer le tourniquet sur le trajet de la fémorale. Le sang s'arrête, mais le lendemain matin, en face d'accidents pareils qui peuvent se renouveler encore, nous devons prendre un parti. Après un long examen du membre, nous sommes d'avis d'amputer. Le blessé accepte l'opération, et séance tenante, nous amputons la cuisse, immédiatement au-dessus du genou, par la méthode circulaire. Le blessé perd très-peu de sang pendant l'amputation, qui ne présente d'autre accident qu'une légère hémorrhagie médullaire, arrêtée par un peu d'amadou. Les jours suivants, le malade a très-peu de fièvre ; l'appétit est bon ; la gaieté revient et avec elle les couleurs de la santé.

Le premier pansement est fait le quatrième jour ; la plaie est presque entièrement réunie par première intention. Suppuration très-légère. Le 16 juin, le blessé ayant eu un léger frisson, suivi de fièvre, et l'examen du moignon nous montrant que la réunion a été superficielle, nous croyons à la rétention du pus profondément et nous passons un drain aux deux extrémités. Une injection stimulante est faite : des parcelles d'amadou sont entraînées au dehors. A partir de ce moment, le blessé va parfaitement bien, l'appétit, le sommeil et les forces augmentent.

Le 1er juillet, il est évacué en très-bonne voie sur l'ambulance baraquée du Palais de Saint-Cloud. J'ai depuis eu de ses nouvelles par le Dr Arendrup, chirgien en chef de l'ambulance, qui m'a dit qu'on avait retiré un séquestre circulaire, détaché de l'extrémité du fémur nécrosé. La plaie est complétement cicatrisée aujourd'hui. J'attribue cette nécrose à une contusion de la moelle qui a dû être produite pendant l'opération par l'application de l'amadou.

A l'examen nécroscopique de la jambe, nous avons trouvé l'artère tibiale antérieure sectionnée d'une manière irrégulière au point même d'où nous avions retiré l'esquille lors de la première hémorrhagie. L'espace interosseux était comblé par le cal. L'extrémité inférieure du tibia et du péroné était en grande partie nécrosée, et des végétations osseuses remontaient sur les os, jusqu'à environ 7 centimètres de l'articulation du genou. Les muscles de la jambe étaient complétement lardacés. Les espaces inter-musculaires avaient entièrement disparu.

C'est la seule amputation tertiaire que nous avons eu à pratiquer pendant cette campagne, et elle ne laisse pas que d'être intéressante à plus d'un titre. Nous avons été témoins ici de l'accident que nous avons signalé comme pouvant compliquer d'une manière exceptionnelle une fracture par arme à feu, c'est-à-dire l'ouverture d'une artère par une esquille libre, et à bords tranchants. L'application du tourniquet pendant environ douze heures avait fortement contusionné la peau au niveau de l'arcade crurale. La compression avait été, par conséquent, énergique, et si nous y ajoutons encore celle qu'on dut faire pendant l'opération, nous trouvons le malade dans les meilleures conditions pour avoir une phlébite inguinale par compression de la veine. Ayant été témoin de deux remarquables cas de ce genre dans le service de M. le professeur Verneuil, nous nous mîmes tout d'abord en garde contre cette complication, et pendant les premiers jours nous surveillâmes le malade à ce point de vue. Nos appréhensions ne furent nullement justifiées, et la guérison se fit parfaitement bien. Nous avons cru devoir signaler ce fait parce qu'il semble infirmer les idées que M. Verneuil a soutenues à la Société de Chirurgie, et qu'il a défendues avec les preuves anatomiques en main. Cette observation pourra concourir à former le dossier de cette question très-intéressante, qui vient seulement d'être signalée, et dont la discussion ne manquera pas d'être reprise.

100

9 782014 105032